白濱龍太郎
睡眠専門医

ぐっすり眠る習慣

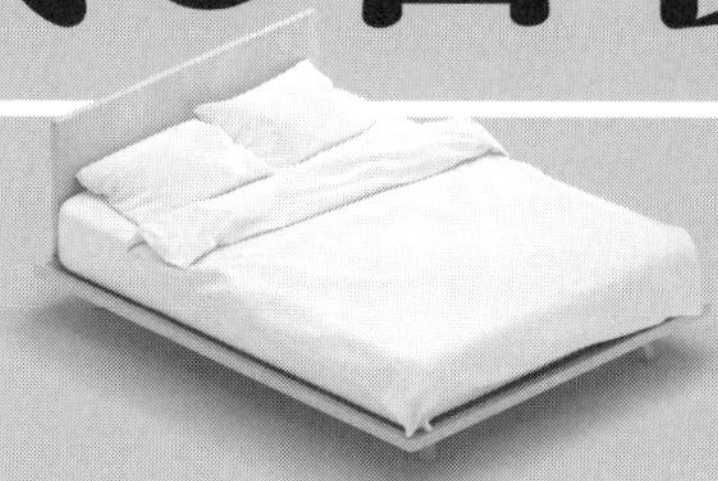

アスコム

はじめに

流されながら、疲れながら生きている。

そんな感覚になったことはないでしょうか。

これまで、たくさんの作業をこなせることが「効率的」「仕事ができる」と言われた時代が続いてきました。でも、オンとオフの境界が曖昧《あいまい》になった今、きちんと自分を休める方法を知らないままでは、脳と心が疲弊《ひへい》していくばかりです。本来コントロールできるはずの自分の時間さえも、うまくコントロールできなくなっている人が多いのではないでしょうか。


なんとなく眠くなったら寝ているという生活で大丈夫と思っていたら、大間違い。知らず知らずのうちに、自分の力を発揮できない状態になってしまっているかもしれません。
ここで、あなたの最近の状態を振り返りながら、次のリストをご覧ください。

ここ3日間を振り返って…

- ☐ 眠る直前までスマホを見ている
- ☐ よく電気をつけたまま寝落ちする
- ☐ 22 時以降に夕食をとる
- ☐ 休みの日は平日よりも
1 時間以上睡眠時間が長い
- ☐ 寝る直前に歯をみがく
- ☐ 朝起きてもカーテンを開けない
- ☐ 靴下をはいたまま寝ている
- ☐ 打ち合わせ中に眠くなる
- ☐ 電車で座った途端に寝てしまう
- ☐ ふとんに入っても
30 分以上眠れないことがある
- ☐ 睡眠時間は足りているのに、
朝すっきり起きられない

いくつ当てはまったでしょうか?

実は、3つ以上当てはまったら「睡眠の質」が悪くなっているサインです。

ただちに病気だというわけではありませんが、このまま放っておくと、脳や心は確実に疲弊していきます。すると、頑張りたいときに頑張れなくなったり、日中ちっともやる気が出なくなったりといった、困った状態に陥《おちい》ってしまうおそれがあるのです。

わたしの睡眠専門クリニックでも、ここ数年で睡眠の不調を訴える人がぐっと増えました。とにかくみんな、元気がない。

症状を自覚してクリニックを訪れる人がこれだけ増えたのだから、少しの不調がある人はもっと増えているんじゃないか。そう思い、この状況を何とか解消したくて、今この本を書いています。

……

そもそも、「ぐっすり眠る」とはどういうことか？

実は、ぐっすり眠るということを定義するのは簡単ではありません。極論《きょくろん》すると、日常を自分が望むパフォーマンスで駆《か》け抜けられているとき、ぐっすり眠れている＝きちんと充電できていると言えるでしょう。

それを判断する指標に、先ほどの「睡眠の質」があります。これは、以前よく言われていた「睡眠時間」や「何時に寝たか」ということだけに注目するのとは少し違った考え方です。

人は眠っているあいだ、レム睡眠とノンレム睡眠という二種類の状態を繰り返していきます。このうち、深い眠りであるノンレム睡眠には3段階あり、もっとも深い「深睡眠《しんすいみん》」と呼ばれる状態は、眠ってから4時間以内に現れることがほとんどです。

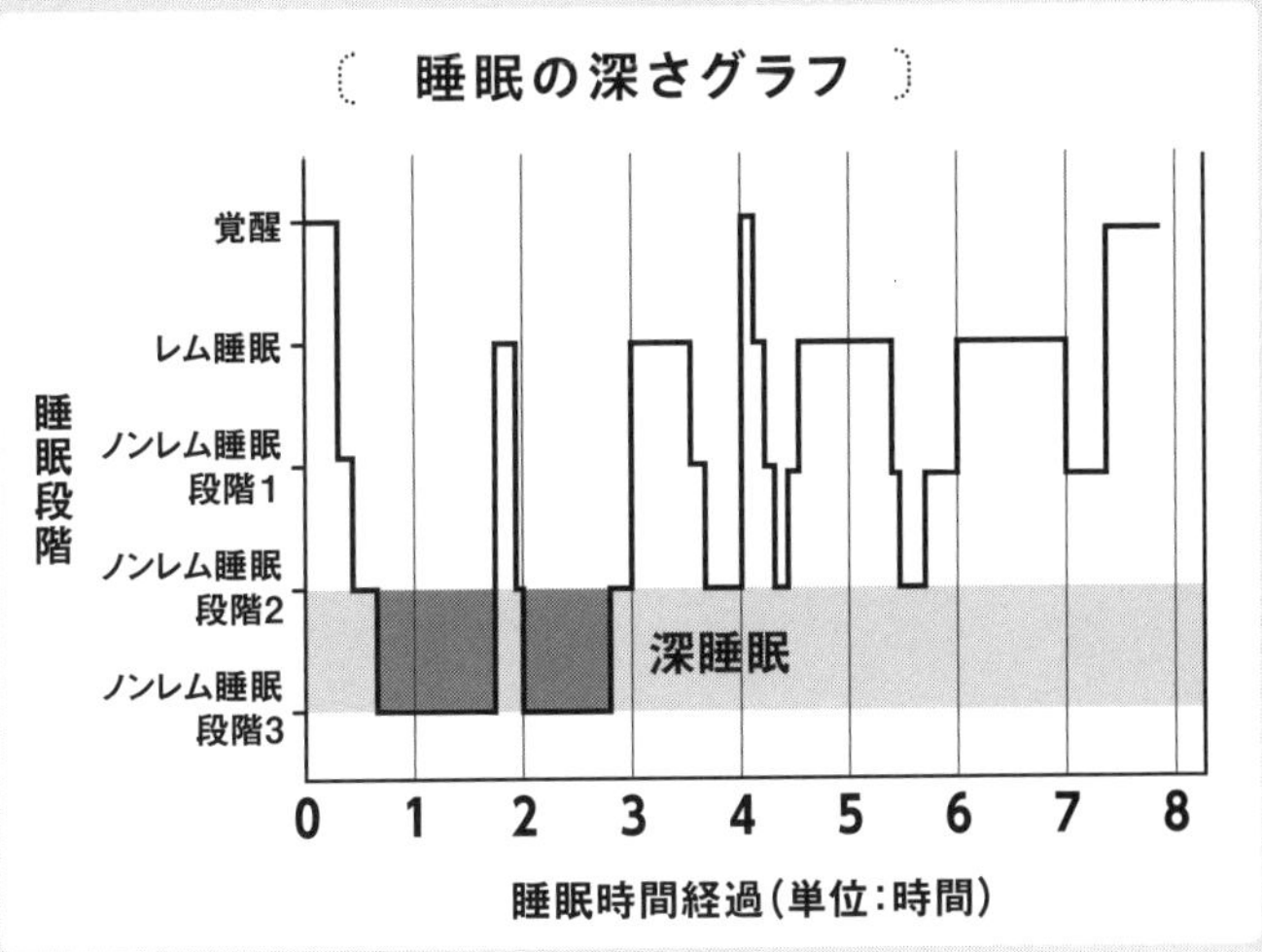

この深睡眠がしっかりとれており(理想は、一晩で2回程度)、かつレム睡眠とノンレム睡眠のバランスがいいことを、この本では「ぐっすり眠る」と表現します。

この状態をつくることができれば、脳と心がきちんと回復し、パフォーマンスが上がることは証明されています。例えば、バスケットボール選手のシュート成功率やモチベーションが上がったり、外科医の手術エラー率に影響したりといった研究があるのです。

人間はブレーキがついていないクルマみたいなもの

ぐっすり眠ることと日中のパフォーマンスには、どうやら関係がありそうです。では、いつでもぐっすり眠れるかというと、残念ながらそう簡単にはいきません。わたしたちはまるで「ブレーキのついていないクルマ」のように、いきなり全力で走り出すことはできても、すぐに眠るのは難しいのです。この構造を理解していないと、いつでも休めると思って無理をしすぎてしまいます。

だからこそ、ぐっすり眠るにはその前の準備が大切です。同じく乗り物に例えるならば、「飛行機の着陸」。飛行機が空の上で徐々に高度を落として着陸態勢を整えるように、わたしたちも適切な段階を経て眠りにつく必要があります。

それには、ぐっすり眠るのにいい行動を知り、習慣づけてしまうのが一番です。習慣といっても、難しいことはひとつもありません。この本でご紹介するのはすぐに実践できるものばかりですので、安心してください。自分に合ったものを生活に取り入れていけば、誰でも必ずぐっすり眠れるようになります。

眠っている時間は、「空白の時間」ではなく、日中のパフォーマンスを高めるためのメンテナンス時間。むしろ、「自分への投資の時間」としてとらえることで、日中の状態が見違えるほど変わります。

自分自身をしっかり休める習慣を身につければ、疲れが取れて、明日がもっといい日になります。その積み重ねで、大げさではなく「人生が変わる」。そんな睡眠の可能性を、わたしは本気で信じています。

睡眠を、ただの「日常」から自分の力を発揮するための「習慣」に。

ぐっすり眠って、さあ、自分の人生を歩きはじめましょう。

白濱龍太郎

序章

眠りが浅い人はこんなに損している！

第1章 意外と知られていない「眠りの基本習慣」

第2章 あなたは普段どれだけぐっすり眠れている？

第3章

ぐっすり眠れる身体をつくる新習慣

15 …… 不調が続くなら「スリープテック」を取り入れる 100

16 …… 毎晩血管を修復できれば血圧は下がる 104

・睡眠は見た目の若々しさにも影響する 106

17 …… 「寝ないと太る」は事実 108

・食欲爆発の原因は、ぐっすり眠れていないこと 110

Pick up! 実践のための提案 自分を整える寝具 112

第4章 ぐっすり眠れるメンタルをつくる新習慣

第5章

日中の眠気を上手にコントロールする方法

第6章 ちょっとした行動で眠りやすくなる「入眠の習慣」

本書は、2020年12月に弊社より刊行された『熟睡法ベスト101』を改題し、加筆・修正したものです。

本書の情報は、2022年12月時点の情報です。

序章

眠りが浅い人は
こんなに
損している！

Prologue

脳の細胞は熱に弱く、毎晩のクールダウンが欠かせない

ぐっすり眠るための習慣をお伝えする前に、なぜ現代においてこれほどまでに睡眠が大事なのか、睡眠不足によって個人だけではなく社会全体にどのような事態が引き起こされるのかについて解説しようと思います。

そもそも、なぜ人は寝ないといけないのでしょうか。

身体を動かしたときと同様、脳も活発に働くと多くのエネルギーを消費し、その際に熱を発します。体温はそれに伴《ともな》い、起床してからお昼までの時間にグングンと上昇。その結果、日中シャキッと覚醒《かくせい》したコンディションになります。

しかし、脳細胞はとても熱に弱いので、ずっとそのままではオーバーヒートしてしまいます。ですから、夜にはその働きを低下させてクールダウンする必要があるのです。これが、睡眠が必要な最たる理由です。

日中は高かった体温が、夕方以降は徐々に低下。それにつれて脳の働きも低下して、夜に眠気が訪れます。そして眠りに入っていくわけですが、そのあいだにも脳はまた別の働きをしています。そのひとつが記憶の定着。人間は日中に覚えたことを眠っている間しっかりと記憶させています。

さらに、ぐっすり眠ることでしか行われないのが、日中の活動で損傷した神経ネットワークの回復です。短時間の浅い睡眠ではこの機能がうまく働かないので、得た情報が脳のなかでうまく整理されなかったり、記憶力が低下したりすることになります。つまり、**脳は睡眠によってクールダウンしながら、日中に得た記憶情報を整理しているのです。**

さらに、**眠っているあいだは「脳の老廃物を排出する時間」**でもあります。

例えば、アルツハイマー型認知症の発症に深くかかわっているとされる、アミロイドβ《ベータ》という特殊なタンパク質。これが脳内で蓄積されると、脳の神経ネットワークが阻害《そがい》され、最終的に記憶障害を引き起こすといわれています。アミロイドβは、睡眠中にリンパ系の働きによって体外に排出されることがわかっています。こういった意味でも、睡眠は人間にとって必要不可欠なものなのです。

身体能力・集中力・成績すべてに睡眠が影響している

寝ることで、身体能力はもちろん、集中力や記憶力など、脳のパフォーマンスアップが期待できます。

スタンフォード大学の男子バスケットボール選手11人を対象に、睡眠時間が長くなると、プレイヤーとしてのパフォーマンスにどのような変化があるかを調査した研究があります。その結果、**ダッシュのタイム、フリースローやスリーポイ**

ントシュートの成功率、さらには選手のモチベーションに至るまで、あらゆるものが向上したのです。しかも、実験が終了して睡眠時間がもとに戻ると、彼らのパフォーマンスももとどおりに。これも、長時間の睡眠が身体能力や集中力を向上させていた裏づけです。

また、ハーバード大学医学大学院で行われた研究（*1）では、学生61人に30日間「睡眠日記」を書いてもらい、「睡眠習慣が規則正しいグループ」と「睡眠習慣が不規則なグループ」に分類。両者の成績を調査すると、後者のほうが学業の評価が悪いという結果が出ました。これは、規則正しく、**ぐっすり眠ることと成績は関係がある**ということを示しています。

*1 出所：“The effects of sleep extension on the athletic performance of collegiate basketball players” Sleep. 2011 Jul 1;34(7):943-50.
“Irregular sleep/wake patterns are associated with poorer academic performance and delayed circadian and sleep/wake timing” Scientific Reports. 2017 Jun 12;7(1) :3216.

Prologue

日本人の睡眠時間は世界「最下位」

２０１８年にＯＥＣＤ（経済協力開発機構）が、加盟33カ国の平均睡眠時間の調査結果を公開しました。それによると、平均睡眠時間が最長だったのは、南アフリカの５５３分（9時間13分）。それに対して、日本の平均睡眠時間は４４２分（7時間22分）で、なんと最下位でした。

さらに、左にある心拍計などを扱う企業の調査結果をご覧ください。世界中のユーザー６００万人もの睡眠データを分析すると、アジアや南米の睡眠時間の短

各国の平均睡眠時間(男女別)

国名	男性	女性
フィンランド	7:24	7:45
エストニア	7:23	7:44
フランス	7:23	7:44
オーストラリア	7:21	7:36
オランダ	7:20	7:41
ベルギー	7:20	7:45
カナダ	7:18	7:41
イギリス	7:18	7:34
オーストリア	7:16	7:40
ドイツ	7:15	7:36
スイス	7:14	7:38
スウェーデン	7:14	7:33
デンマーク	7:14	7:31
ハンガリー	7:14	7:30

国名	男性	女性
ロシア	7:13	7:26
アメリカ	7:11	7:31
南アフリカ	7:11	7:30
ノルウェー	7:10	7:28
ポーランド	7:09	7:25
イタリア	7:03	7:22
スペイン	7:03	7:23
中国	6:52	7:11
コスタリカ	6:49	7:15
コロンビア	6:49	7:10
ブラジル	6:47	7:12
香港	6:42	6:59
イスラエル	6:42	6:51
日本	**6:30**	**6:40**

世界平均　男性 7:07　女性 7:26

日本の起床時間は男性6:59、女性7:11で、世界平均(男性7:06、女性7:07)と、世界平均並み。一方で、入眠時間は男性0:25、女性0:24で、世界平均(男性23:55、女性23:39)と差がある。
なお、「時間当たり労働生産性」(公益財団法人 日本生産性本部の『労働生産性の国際比較2019』)では、日本46.8ドルに対し、上記調査で睡眠時間が長いフィンランドは65.3ドルとなっている。

出所:ポラール・エレクトロ・ジャパン(2018年4月)

さが目立ちますが、日本の短さは男女とも突出しています。日本の場合、起床時間は平均水準ですが、入眠時間がとにかく遅いというのが要因のようです。**わたしたち日本人は、世界で一番眠れていない**のです。

「睡眠時間を削って、仕事ややりたいことに費やす時間を増やしたい」と思う人もいるかもしれません。しかし、無理やり短時間睡眠にしていると、睡眠不足から不調をまねくだけです。睡眠不足になると疲れが取れず、かえって心身の健康を損なってしまい、日中のパフォーマンスを低下させることは目に見えています。

成功者にはショートスリーパーが多いとされていましたが、必ずしもそうとは限りません。ショートスリーパーとは、6時間未満の睡眠で自然に目が覚めて、日中もまったく眠くならずに、なんの問題もなく活動できる人のことをいいます。

19世紀にフランスの皇帝になったナポレオン・ボナパルトは、軍事独裁政権を樹立して国を率《ひき》いていました。睡眠時間は3時間だったそうで、ショートスリーパーとして世界的に有名な偉人です。ただ近年の調査によると、実は3時間睡眠のほかに昼寝や仮眠をとっていたという説も出てきていて、ショートスリーパーと定義づけられるのか微妙なところです。

一方で、Amazon創業者のジェフ・ベゾスは「8時間眠ると1日ずっと調子よく過ごせる」と語っています。また、AppleのCEOであるティム・クックは7時間睡眠といわれています。さらにMicrosoft創業者のビル・ゲイツも、7時間睡眠です。スペースX社を立ち上げた起業家として著名なイーロン・マスクは6時間とやや短めの睡眠ですが、ショートスリーパーとはいえません。**世界的に有名な経営者の多くは、忙しいなかでも睡眠時間はしっかり確保しているのです。**

Prologue

睡眠による経済損失は18兆円!?

「最近よく風邪をひいてしまう」「なんとなくうつっぽい」「肌の状態が悪くなったみたい……」。こんな身体の不調を感じている人は、「睡眠負債《ふさい》」が原因かもしれません。

睡眠負債とは、借金のように積み重なり蓄積された睡眠不足のことを指します。**睡眠負債が増えていくと、免疫力の低下をはじめ、あらゆる不調を引き起こす原因となります**。また、集中力が低下してつまらないミスをしてしまうなど、パフォーマンスを著しく低下させるおそれもあります。

「プレゼンティーイズム」という言葉を聞いたことがあるでしょうか？　「病欠」を示す「アブセンティーイズム」に対して、**プレゼンティーイズムは日本語で「疾病就業《しっぺいしゅうぎょう》」と訳され、「出勤しても、頭や身体のなんらかの不調のせいで本来発揮されるべきパフォーマンスが低下している状態」のこと**を指します。

このプレゼンティーイズムによって、全米では年間約1500億ドルもの損失が出ているといわれています。2016年に発表されたアメリカのシンクタンク、ランド研究所の調査によると、**プレゼンティーイズムによる日本の経済損失は、なんと1380億ドル（約18・3兆円）にも達している**とのことです。

睡眠負債の返済を怠《おこた》ると、どうなるのでしょうか。不眠状態を続けた世界記録があります。1964年にアメリカの男子高校生が264時間12分（11日と12分）眠りませんでした。すると、倦怠感《けんたいかん》からはじまり、誇大妄想《こだいもうそう》、幻覚、言語障害、極度の記憶障害などの症状が現れたそうです。それこそ簡単な計算もできないほどでしたが、15時間ほど睡眠をとったあとは正常に戻り、なんの障害も残りませんでした。

生物から睡眠を完全に奪うとどうなるか、マウスで実験されたことがあります。マウスを強制的に眠らせないようにすると、食事の量は増えたものの体重は減少。だんだんと体温が低下して、数週間後には死んでしまいました。明確な死因は特定できていませんが、とにかく睡眠時間を削るのは危険な行為だということがわかります。つまり、**睡眠はどんな用事より優先させるべきもの**なのです。

では、睡眠負債はどう返済すればいいのでしょうか?

よく、休日に長時間眠る「寝だめ」で、平日の睡眠負債を返そうとする人がいます。しかし、残念ながら、**「睡眠貯蓄」はできない**のです。むしろ寝だめによって生活のリズムが乱れ、睡眠の質はますます低下していきます。

負債を返すには、睡眠だけでなく生活全般を見直し、少しずつ返済していく必要があります。例えば残業で1時間睡眠負債が発生したならば、翌日の予定を調整してプラス1時間寝るなど、その週のうちに返済するようにしましょう。ただし、睡眠時間の調整は長くても2時間以内にしてください。

休憩時間に15分程度の昼寝をすることも効果があるので、おすすめです。昼寝は、疲労回復と集中力アップの効果も期待できます。より昼寝の効果を高めるために、昼寝前にデジタルデトックスをしたり、昼寝中に目元を温めたりするのもいいでしょう。また、昼寝前にカフェインをとると目覚めがスッキリします。

ただし、最近の論文では、30分以上の昼寝は、メタボリックシンドロームのリスクになりうることがわかっているので、昼寝のしすぎには注意してください。

Prologue

「マインドワンダリング状態」になっていないか

不眠症ではないし、毎日普通に眠れているよという人も多いかもしれません。ですが、便利になったこの時代のせいで、知らず知らずのうちにぐっすり眠りづらい身体になってしまっているおそれがあります。

わたしのクリニックには、睡眠に課題を抱えた人たちが多くやってきますが、最近の傾向として「マインドワンダリング状態」に陥っている人が増えてきているように思います。

「マインドワンダリング」とは、「心がさまよっている」ことを指します。目の前にある物事から心が離れて、まったく別なことを考えてしまうことはありませんか？　やらなきゃいけない仕事を前にしていながら来週のアポイントのことを考えてしまったり、家事をしているときにふと前の日にあった嫌なことを思い出してしまったり……。

実は、人間の脳は約50％ほどしか現在のことを考えていなくて、残りは過去や未来のことを考えてしまっているともいわれています。この状態は、退屈さや疲れを感じたときに生じやすく、適度な範囲なら創造性をうながすといわれていますが、長く続くとネガティブな気分をもたらす原因になることも最近の研究でわかってきました。現代はこうした状態に陥る人が増えていて、その原因の一つがスマホではないかと考えられています。

睡眠とスマホとの関係でいうと、「画面のブルーライトが目や脳に良くないので、寝る直前にはスマホを見ないほうがいい」といわれることがありますね。確かにこれは正しい指摘で、ブルーライトは脳の視床下部《ししょうかぶ》に影響して、睡眠をうながすメラトニンというホルモンの分泌を抑えてしまいます。

しかし、**睡眠にとって本当にスマホが大きく影響しているのは、「マインドワンダリング」を起こす原因になっていることではないかということなんです**。

例えば、仕事で外出しているとき、スマホがない時代はメールを確認するのは会社に戻ってからだったのに、今はスマホで移動中もチェックすることができます。そして一度メールを見てしまえば、「返信しなきゃ」というマインドになってしまう。また、SNSを見て他人の投稿を羨《うらや》んだり、ニュースサイトなどでさまざまな情報を得たりすることもできます。スマホという便利なものを手にしたことで、何かをしながら別なことを考えるのが当たり前になってきているのです。

有能な人ほど、情報を得るとつい次のアクションを考えてしまいます。一つボールを投げ返しても、「次は次は…」と加速度的に反応しなくてはという意識が強くなっていきます。ですが、そんな風にいくつもの仕事を同時並行的にこなして「マルチタスク」を突き詰めた先に、何があるでしょうか。そこに終わりはありません。「自分は仕事ができている」と思えているうちはいいのですが、いつか疲れ果て、脳も心も破綻《はたん》をきたしてしまいます。

目の前のことに手一杯になっているとなかなかひと息つくのは難しいですが、これを読んでいる皆さんは、自分が「マインドワンダリング状態」になっていないかを、少し立ち止まって考えてみてください。まずはそこから、**ぐっすり眠る心の準備**が始まります。

Prologue

日中ボーっとしてしまうのは「隠れ不眠」かもしれない

慢性的に睡眠不足な人の場合、自分が本来のパフォーマンスを発揮できていないのに「気づいていない」ということが十分に考えられます。せっかくの高い能力が生かせずに終わっているとすれば、本当にもったいない話です。

最近はビジネスの世界でも、睡眠不足などによる能力低下とそれにともなう損失をいかに防ぐかが、真剣に議論されるようになってきました。

先述したように、プレゼンティーイズムによる日本の経済損失は、1380億ドル（約18・3兆円）にのぼります。プレゼンティーイズムのおもな原因は、**肩こり、腰痛、頭痛、胃腸の不調、軽度のうつ状態、花粉症などのアレルギー**などが挙げられます。

実は、これらの原因は、**ぐっすり眠れれば改善が期待できるものばかり**です。一見、睡眠に関係なさそうなことでも、睡眠とかかわっているのです。さらに、睡眠にたくさん時間をあてられない人も大丈夫。時間の不足を睡眠の質でカバーすることで、生活リズムの乱れで機能が低下していた自律神経もうまく働くようになり、記憶力、コミュニケーション能力、判断力、集中力などなど、あらゆる能力が本来の輝きを取り戻すことでしょう。実り多き人生を歩むためにも、睡眠についての考え方をこの機会にぜひ見直してみてください。

「若いときは一晩くらい徹夜しても平気だったのに、今では十分に寝ても疲れが取れない……」。30代、40代の人から、こんな声を聞くことがあります。

これは、睡眠の質の悪さに起因するといえるでしょう。**ぐっすり眠るためには「最初の4時間以内で深く眠る」ことが欠かせません**。一気に海底まで潜《もぐ》るように深く眠って、そこから浅い眠りとやや深い眠りを交互に繰り返しながら、浅い眠りのなかで朝を迎えることが大切です。最初に深く眠れていれば、スッキリ目覚めることができます。

しかし、最初に深く眠れなかった場合は、全体的に眠りが浅いままで朝を迎えてしまいます。深睡眠が足りていないので、脳は明け方になっても深い眠りを求めます。だから、疲れが残っているうえに寝起きも悪くなってしまうのです。

もちろん、本人は十分に寝ているつもりでも、仕事やプライベートの多忙さから生活リズムが乱れて、睡眠の質だけでなく、量まで足りなくなっている可能性もあります。そんな、いわゆる「**隠れ不眠**」の人はたくさんいます。

また、**目覚めてもなかなか眠気が取れずに、ボーっとした状態が続くことを、「睡眠慣性《かんせい》」といいます**。これは、目覚めてはいるものの、脳がまだ眠気のほうに引っ張られている状態。スッキリ目覚められていないので、疲れが残っていて身体がだるいと感じるのです。睡眠慣性が出るのも、ぐっすり眠れていない証拠です。

眠りが浅くなると起こるさまざまな弊害をここまでお伝えしてきました。
それでは早速、ぐっすり眠るための具体的な習慣を見ていきましょう。

第1章

意外と知られていない「眠りの基本習慣」

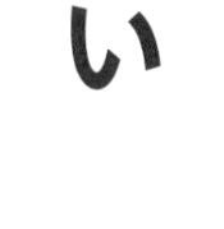

Routine 01

忙しい人こそ、眠りはじめの「4時間」にこだわる

この本のはじめにでもお伝えしたように、睡眠には大きく分けてレム睡眠とノンレム睡眠の2種類があります。

レム（REM）とは睡眠中に起こる眼球の急速運動のことで、これが出現する時間がレム睡眠です。身体は休んでいても脳は活発に動いていて、日中に得られた情報の整理や定着などを行っています。さまざまな情報が脳内で整理されることで、ストレスの解消効果もあります。また、夢を見るのもレム睡眠のときだけ。眠りが浅いので、光や音などの刺激で目を覚ましやすい状態といえるでしょう。

一方、脳と身体の両方が休んでいるのがノンレム睡眠です。眼球運動も穏《おだ》やかになって、すやすやと深い眠りについている状態です。眠りの深さによって4つのステージに分かれており、もっとも深い眠りのことを、深睡眠または徐波《じょは》睡眠と呼びます。そしてこの深睡眠の有無が、睡眠の質を大きく左右するのです。

さらに、「**眠りについてから4時間以内に、深睡眠がとれたかどうか**」が重要になってきます。眠りに落ちてから朝まで4～5回ほど繰り返されるレム睡眠とノンレム睡眠のサイクルですが、もっとも深睡眠をとりやすいのは、実は「最初」と「2番目」のノンレム睡眠です。「4時間以内に」と述べたのは、これが理由です。

ここで深睡眠がとれていれば、睡眠の質は保証されたようなもの。逆に、**寝ついてからの4時間で深睡眠がとれていない場合には、いくら睡眠時間が長くても心身の疲労が取れず、目覚めもスッキリしたものにはなりません。**

睡眠時間は足りているのに、眠りが浅くてどうもスッキリしない。そういった人は、自律神経が乱れている可能性があります。自律神経には交感神経と副交感神経がありますが、夕方から夜やリラックスしているときには副交感神経が優位になります。しかし、交感神経が優位で身体が緊張したままだと、うまく寝つけず、ぐっすり眠ることができないのです。

内臓などの体温である深部体温が、夜になっても下がっていない可能性もあります。人体には、左のグラフのように**深部体温が上がると活動が活発になり、下がると眠くなるという仕組み**があります。夕方以降は深部体温が少しずつ下がっていって、やがて眠気が訪れるのですが、このリズムがなんらかの要因で狂うと、睡眠の質がどんどん悪くなります。

忙しくて睡眠時間がしっかり確保できないならば、睡眠の質を高めるしかありません。**睡眠周期の最初に訪れるノンレム睡眠で、どれだけ深く眠れるかに全力**

深部体温と眠気のリズム

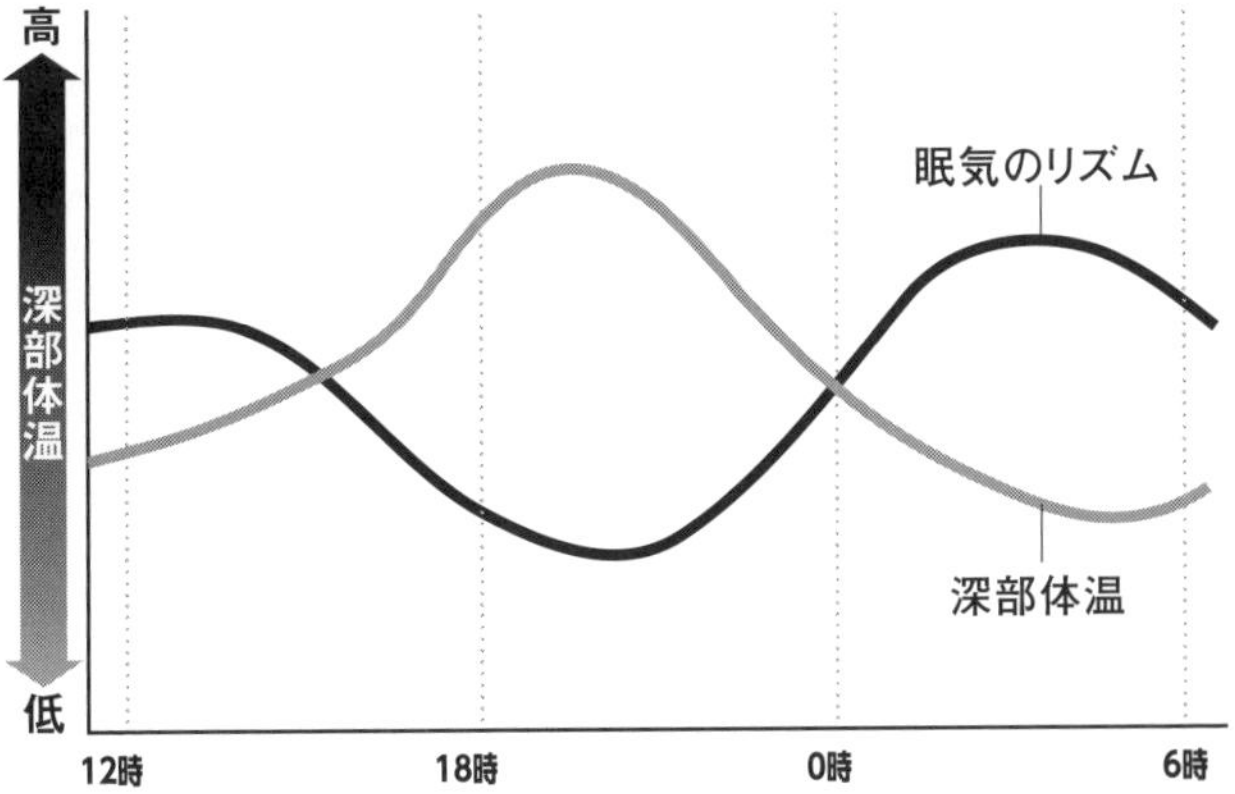

を傾けるべきでしょう。

その場合、睡眠時間が短いことを気に病む必要はありません。長く眠れないことはもう割り切って、「自分はこれから深い睡眠をとるんだ」という気持ちで、焦らず眠りにつきましょう。短い時間でも、深睡眠がとれていれば睡眠の質は保たれます。寝つきを良くするために、香りや音の力を借りて自律神経を整えたり、食事や入浴で深部体温を調節したりする方法もあります。第6章で詳しく「入眠の習慣」として紹介していますので、ぜひ取り入れてみてください。

Routine 02

なによりも「体内時計を狂わせないこと」が大切

人間の体内時計のリズムから見ると、通常の生活で、14時と夜中の2時あたりがもっとも眠くなる時間帯です。そこから逆算すると、**眠りにくい時間は、脳が活発に働く10時ごろからお昼近くまでと、18時から22時頃**になります。専門用語ではこれらの時間帯を「**睡眠禁止帯**」「**覚醒維持帯**」などと呼びます。この時間帯に眠るのは、好ましくありません。

わたしたち人間のみならず、地球上に存在するすべての生物には、生まれながらに「**体内時計**」というものが備わっています。これは、「ある時間帯にはこういうことをしたいと本能的に身体が欲する」という約24時間周期のリズムのことで、**サーカディアンリズム**と呼ばれます。**夜になると眠くなり、朝になると目が覚めるのは、サーカディアンリズムに起因している**のです。自律神経の働き、体温の変化、ホルモンの分泌なども、このリズムに基づいたものです。

このリズムを毎日リセットして調整してくれるのが、太陽の光です。サーカディアンリズムの周期は地球の自転周期よりやや長いので、これがリセットできないと、就寝時刻がどんどん後ろにずれてしまいます。

寝る前にスマホやテレビなどを見ると、画面から発せられるブルーライトが脳の松果体《しょうかたい》という部位を刺激し、睡眠ホルモンのひとつのメラトニンの分泌を抑えます。これが体内時計を狂わせ、「眠りたくても眠れない状態」をつくってしまうのです。乱れが悪化すると睡眠相後退《そうこうたい》症候群となり、朝起きるのが困難になることもあります。

電車の中でうとうとしても我慢

電車で座っていると眠くなるのには、耳の奥にある前庭《ぜんてい》器官が感じる「前庭感覚」が影響しているといわれています。前庭感覚には重力やスピードなどから頭の傾きや身体の揺れを感知する作用があり、上行性網様体賦活系《じょうこうせいもうようたいふかつけい》と呼ばれる脳の神経系統に刺激を与えるのが特徴です。身体が大きく揺れると上行性網様体賦活系に強い刺激を与えて脳を目覚めさせる一方、小刻みな揺れだと与える刺激が弱くなり、脳の目覚めをうながしません。電車に乗っているときに感じる揺れはリズミカルで小さいもの（後者）ですので、上行性網様体賦活系の働きが弱まり、眠気を感じるようになるのです。

２０１５年に東京工業大学の伊能教夫教授（当時）が発表した研究結果によると、周波数が1ヘルツの揺れ方になる区間で、とりわけ眠気をもよおしやすくなることがわかったといいます。これはだいたい1秒間に1回の揺れに相当しますので、それこそ、ゆりかごにすっぽりと収まっているような感覚になるのかもしれません。だから、周囲の雑音があってもおかまいなしに電車のなかで眠ることができるのです。

ただし、どんなに心地いいからといって、**眠るために躍起《やっき》になったり、座ったら即座に目を閉じて眠る態勢に入ったりすることは推奨できません**。もしもそれが仕事帰りの電車であれば、**本来寝るべき時間帯に眠気が訪れなくなってしまう**からです。

コロナ禍以降、テレワーク主体になる人が増え、通勤電車に乗る機会は減ったと思いますが、それでも一定数の人は朝晩電車に揺られる生活を送っているはずです。ぜひ、**帰りの電車だけでも居眠りを我慢しましょう**。むしろ、最初から座らないようにしたほうがいいかもしれません。

Routine 03

「ブルーマンデー」は脳のリセットで防げる

「サザエさん症候群」という言葉を聞いたことはありますか？　これは、日曜日の夕方に『サザエさん』のエンディング曲を聴いて、「ああ、また憂鬱《ゆううつ》な月曜日がはじまるんだ」と、暗い気分になることをいいます。

これは世界的にも共通する心理のようで、英語では「**ブルーマンデー**」などと呼ばれています。

その原因は、ただ曜日のせいではなく、**週末の夜更《ふ》かしや寝坊による生活リズ**

ムの乱れから生じているといわれています。

序章でお伝えしたように、平日の寝不足を週末に取り戻そうとして行う寝だめはあまり効果がありません。また、長時間眠ると、脳の血管が拡張するだけではなく、筋肉も弛緩《しかん》してしまうので血流が正常ではなくなり、身体全体への栄養素の供給が乱れます。こうした状況が身体への負担となり、むしろ疲労を蓄積させて気分の落ち込みや倦怠感を引き起こすのです。

さらに、週末の寝だめは生活のリズムを狂わせ、「**ソーシャル・ジェットラグ（社会的時差ボケ）**」を引き起こします。ソーシャル・ジェットラグとは、仕事や学校など社会的制約がある平日の睡眠と、体内時計と一致した制約のない休日の睡眠との差によって引き起こされる、**平日と休日の就寝・起床リズムのずれ**のことです。

医学的には、平日と休日の睡眠時間を比較する際、それぞれの睡眠時間の中央値を調べ、その差を比較することでソーシャル・ジェットラグがわかります。平日、夜1時に眠って朝7時に起きたら、中央値の時間は朝4時。休日、夜2時に眠って昼の12時に起きると朝7時となり、時差は7から4を引いた3時間です。こうして、平日の平均中央値と休日の平均中央値を比較することで、1週間の時差が見えてきます。

一般的には、この時差が2時間以内なら睡眠不足の許容範囲で日常生活に大きな支障は出ません。しかし、**時差が2時間を超えていると、身体に時差ボケの負担がのしかかります**。これこそが、休日明けのぼんやりした体調の原因です。

ソーシャル・ジェットラグ時間が長くなるほどBMI（体重と身長から肥満度を割り出した体格指数）が高くなるという指摘もあります。土日も平日と同じ時間に寝て、同じ時間に起きるのが望ましいでしょう。多少多めに寝るとしても、就寝時間は変えずに、1～2時間遅く起きる程度にとどめてください。

ソーシャル・ジェットラグ時間

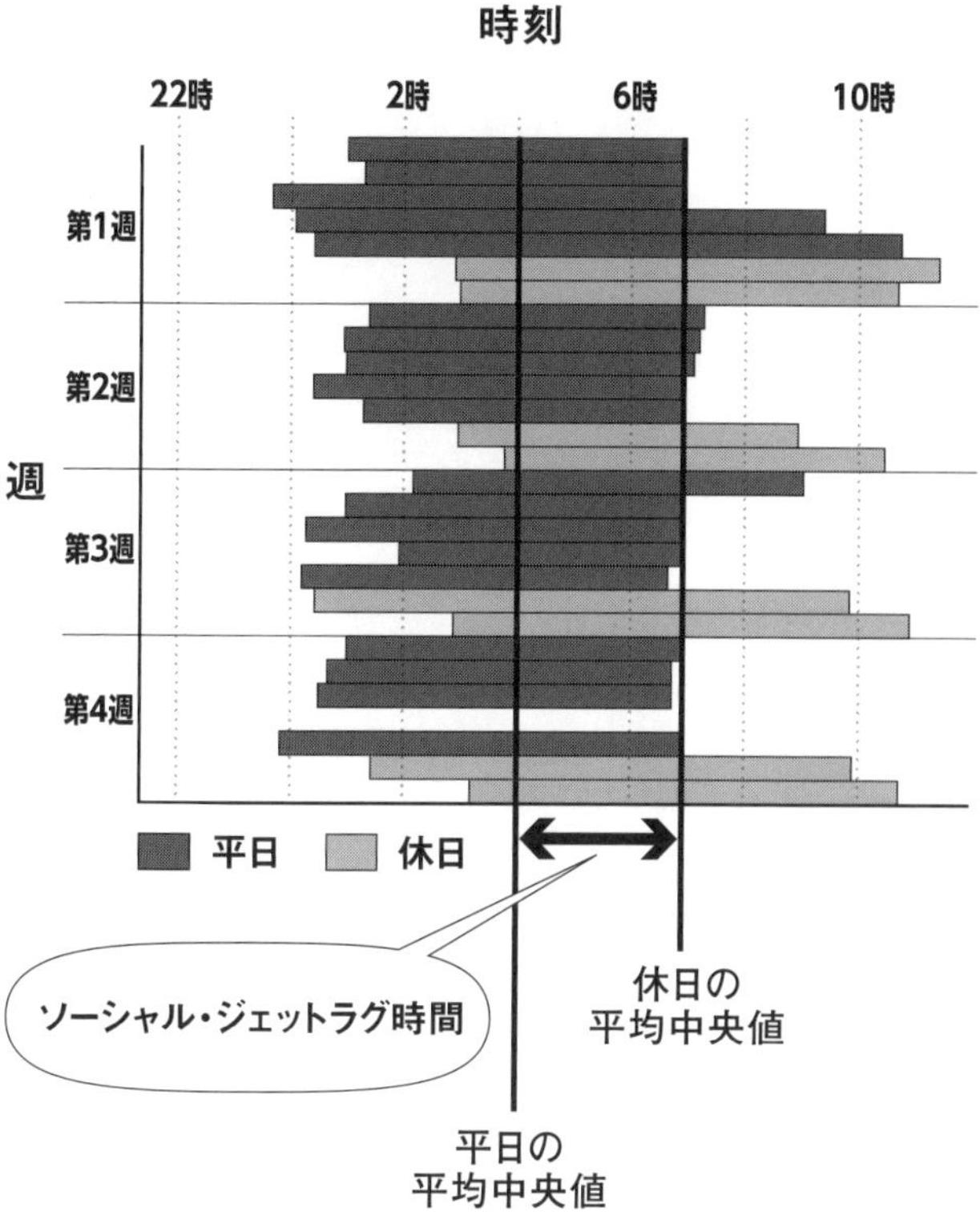

出所:Curr Biol. 2012 May 22;22(10):939-43.suppl Figure S1から改変

Routine 04

大事な用事や決断は目覚めから4時間後に設定する

朝、眠気を覚ますには、太陽光などの強い光をしっかり浴《あ》びるのがなにより重要です。睡眠から目覚めた直後の人間の身体は、エンジンをかけたばかりのクルマのようなもの。わたしたちの身体で働く自律神経のバランスは、エネルギッシュな活動の「アクセル」となる交感神経よりも、リラックスさせて身体の機能を休める「ブレーキ」役の副交感神経のほうが、優位な状態にあります。

では、どうすれば交感神経が優位な状態へとスムーズに切り替わるでしょう？

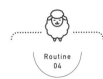

そのために必要なのが、**強い光による刺激**です。これがシグナルとなって、睡眠ホルモンであるメラトニンの分泌がストップして眠気が弱くなり、交感神経が優位な状態へと移行しやすくなります。このメカニズムは、外から差し込む太陽の光で作動します。

おすすめは、起床後に3000ルクス以上の光を10分程度浴びることです。外の直射日光は10万ルクス、ベランダは3000~5000ルクスのため、ぜひ起床後5分程度、窓際やベランダでストレッチをしてみてください。

朝のうちにしっかり太陽光を浴びることで、体内時計が調整されるというのも重要なポイントです。太陽光に直接あたらなくとも、強めの光を見るだけで効果があります。雨の日や、テレワークで自宅の外に出ないような日には、起床から4時間以内、午前中のうちに窓から外の景色を眺めてみてください。これだけでも、体内時計を調整することができます。

人間の脳は基本的に「**起きてから時間が経過するほど働きが鈍《にぶ》くなる**」ものです。さすがに起きた直後はまだエンジンが十分に回っていない状態ですが、しばらくすると一気にピッチが上がって、活発に働きはじめます。**そのピークがくるのは意外に早く、起床から約4時間後**。午前7時に起きる人なら、午前11時前後がピークです。

ぐっすり眠った翌朝には、ドーパミンというホルモンが脳内にしっかりチャージされた状態となります。ドーパミンはやる気や集中力、幸福感などを高める効果のある神経伝達物質で、日中のエネルギッシュな活動の源となるもの。起床からしばらくすると、活発に働きはじめます。そしてドーパミンからは、交感神経の活動を高める効果のあるノルアドレナリンが生成されます。この働きによって積極性が高まり、血圧や心拍数が上昇。日中の活動に適したコンディションとなるわけです。

脳のパフォーマンスは午前中にピークを迎えて、そこからはなだらかな坂道を下るように、ゆっくりと下降していく。そう考えると、重要な会議などは、集中力だけでなく積極性や決断力も高まる午前中にやったほうがいいでしょう。

重要性や緊急性が高く、思考力や決断力が要求される用件から順番に片づけていくのが、もっとも効率がいい「1日のワークフロー」です。朝からメールチェックをして、いつの間にか午前中が終わるというのは、あまりいい仕事の方法ではないといえます。

結婚や転職、不動産のような大きな買い物といった「自分の将来を左右するような重要な決断」も、最終的なジャッジは午前中がいいかもしれません。重要な案件であればあるほど、頭が冴えている午前中に片づけるようにすべきでしょう。

Routine 05

朝の光が「熟睡スイッチ」を入れてくれる

前述したように、生物にはサーカディアンリズムと呼ばれる体内時計が存在します。わたしたち人間のサーカディアンリズムは、24時間よりやや長いことが知られています。

またそこには、自律神経の安定をうながすセロトニンという神経伝達物質と、脳の松果体から分泌されるメラトニンという睡眠ホルモンが大きくかかわっています。それぞれが体内で生み出されるタイミングと、密接に結びついている両者の関係が、「夜に寝て、朝に起きる」リズムをつくっています。

サーカディアンリズムと身体の働き

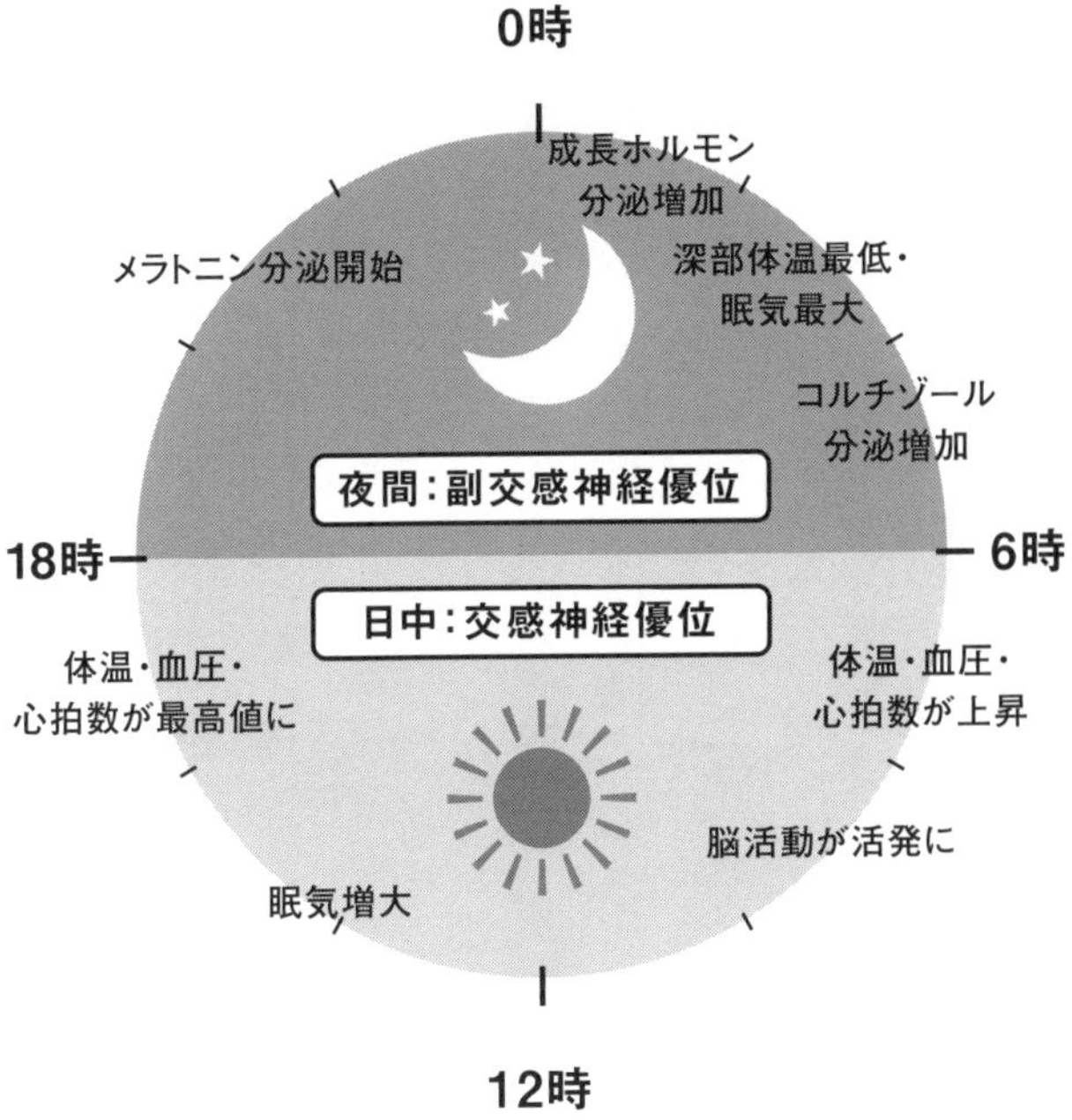

セロトニンは「幸せホルモン」とも呼ばれており、日中に分泌されやすいのが特徴です。それが時間をかけてメラトニンの原料になっていき、夜になるとメラトニンに変換されます。そしてこのメラトニンが、眠気を生み出します。このサイクルが繰り返されているため、わたしたちは夜になると眠くなり、朝になると目が覚めるのです。

セロトニンの分泌は太陽光を感知することで増加し、夜は減少する。一方の**メラトニンは太陽光を浴びると減少し、夜は増加**。このセロトニンとメラトニンの関係は、睡眠の仕組みを理解するうえで大事なことですので、ぜひ覚えておいてください。

朝、活力を高めるためにぜひやってほしいのが、近所を散歩するなど、太陽光を浴びながら軽い運動をすること。なぜならそれが、自律神経のバランスを整え

セロトニンとメラトニンの分泌量の変化のイメージ

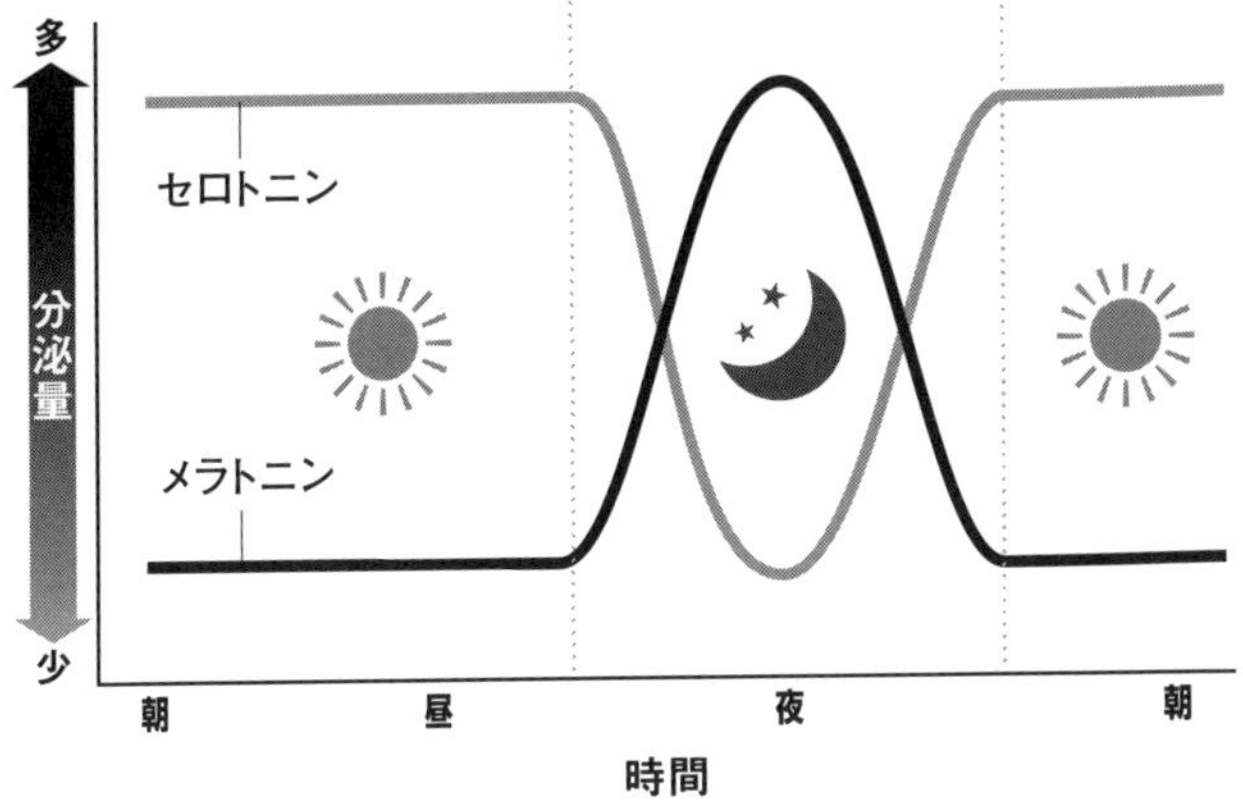

る機能を持つセロトニンの分泌を促進するからです。

セロトニンは、「2500ルクス以上の光を浴びて一定のリズム運動を5分間以上継続すること」によって、分泌されやすくなります。そして、セロトニンは睡眠ホルモンであるメラトニンの原料でもあるので、**セロトニンが多く分泌されれば自然とメラトニンも増えて、質の高い眠りを得やすくなります**。さらに、体内時計の調節にも役立つなど、早朝から午前中にかけての散歩・ウォーキングはメリットだらけなのです。

第2章

あなたは普段どれだけぐっすり眠れている?

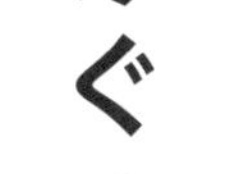

Routine 06

「机が散らかる」「イライラする」状態なら要注意

常に最高のパフォーマンスを発揮できる状態にあることが理想ですが、なかなかそうはいきません。睡眠の質や、起きてからの経過時間、ストレスの有無などによって、その日の思考力や判断力は大きく変わります。

そこで重要なのが、**脳の処理能力が落ちていることを自覚できるかどうか**。自身の状態を見誤ることは、仕事上での大きなミスにもつながります。逆にいえば、パフォーマンスの低下を把握できていれば、対応や改善が可能だということです。

では、それをどう見抜けばいいのでしょうか？

イライラしていること、余裕がないことに自分で気づける場合もありますが、そうではない場合でも、脳はさまざまなかたちでそのサインを出しています。いわばそれは、**脳からの警告**です。例えば、貧乏ゆすりや飲み物に入っている氷をガリガリ噛むといった、**落ち着きのない「繰り返し」の動作**。実はこれも、自律神経の安定をうながすセロトニンというホルモンを分泌させて必死で気持ちを落ち着けようとしている、脳からのサインなのです。

慢性的な睡眠不足の人に多いのが、**デスクに書類などが山積《さんせき》して、ずっと片づけられない状態に陥るケース**。単にだらしないだけと思われがちですが、これは、判断力の低下や複数の情報を同時に処理できなくなっていることから起こります。タスクに優先順位をつけて、テキパキと処理できない状態にあるのです。

また、**誰かのたわいもない言葉にカチンときて激しく言い返す**というのも、わかりやすい脳からのＳＯＳです。ストレス過多が原因だと思われがちですが、正しくは「普段なら聞き流せる程度の言動さえストレスとなり、それに過剰反応するほど不安定」だということ。心や感情のバランスを保つセロトニンが睡眠不足によって減少し、喜怒哀楽がうまくコントロールできない状態にあるのです。

しっかり寝ないとマイナス思考がどんどん進む

「働き方改革」やリモートワークが推進されている昨今ですが、いまだに会社から長時間残業や時間外労働を強いられたり、上司からの理不尽な指示に苦しめられたりという話はよく聞きます。そんな環境で働いていたら、会社や上司に対する不満、イライラは自然に募《つの》っていき、肉体的にも精神的にもストレスが溜《た》まってしまうこともあるでしょう。

でも、そのイライラは傲慢《ごうまん》な上司に対しての感情だけでなく、もともとの睡眠不足がその思いをエスカレートさせている可能性もあります。睡眠不足というと、どうしても体調面に不調が現れるとイメージされがちですが、それと同等に精神面にも大きな影響を与えます。**睡眠時間が足りていない人は、不安や恐怖を感じやすくなり、怒りっぽくなる**ことがあきらかになっているのです。

その原因は、脳内にある扁桃体《へんとうたい》という神経細胞の集まりが活性化することにあります。人は睡眠不足になると、扁桃体の活性が強まりすぎて、不安や恐怖といったマイナスの感情が湧き上がってきます。1日の睡眠時間が4時間30分を切る生活が5日間続くと、扁桃体の動きが活発になり、嫌な記憶が脳内にとどまりやすくなるという研究報告もあるほど。つまり、しっかり寝ないとマイナス思考な道をどんどん突き進むことになってしまうのです。

イライラしたとき、すべてを他人のせいにするのではなく、自分にも睡眠不足などの思い当たるフシがないかを考えてみましょう。自分のためにも仕事のためにも、まずはぐっすり眠ることが大切なのです。

Routine 07

「寝る前スマホ」をやめれば100%眠りの質は上がる

寝る前のNG行為はたくさんありますが、ここでは「厳禁」といえるものを優先的に紹介していきます。

まず、いちばんやってはいけないのは**水分をとりすぎること**です。理由はいたってシンプルで、トイレが近くなるからです。せっかく気持ち良く眠っているのに、尿意に起こされてしまうのはもったいない。とくに頻尿の自覚のある高齢の方は注意しましょう。寝る直前の水分摂取は、確実に安眠を妨《さまた》げます。一時期、「寝る前にコップ一杯の水を飲むと健康にいい」ということがメディアで紹介されましたが、睡眠専門医からすると、推奨できる行為ではありません。寝る前に水を飲むのではなく、夕食時に水分をとり、寝る前にトイレに行って用を足すのが正解です。

水分のなかでも、極力控《ひか》えたいのはお酒です。「寝酒」という言葉があるように、寝つきを良くするためにお酒を飲む人は多いですが、できることならやめましょう。確かに身体はリラックスして眠りやすくなるかもしれません。しかし、マイナス要素のほうがはるかに多いのです。

アルコール（とくにビール）には利尿作用がありますので、よりいっそうトイレが近くなります。また、睡眠中にアルコールが分解されることによって交感神経が優位になり、身体も脳も休息しづらくなります。さらに、首回りや気道周辺の筋肉の弛緩をうながし、いびきの原因をつくります。

もしお酒を飲むのであれば、ビール1本＋α《アルファ》をなるべく就寝3時間前までに飲むようにしましょう。また、就寝1時間前からは、お茶やコーヒーなどカフェインをとらないようにしましょう。カフェインに反応しやすい方は、3時間前から控えるのがベターです。

ブルーライトの弊害《へいがい》も忘れるわけにはいきません。ブルーライトは脳の松果体を刺激し、睡眠ホルモンのひとつのメラトニンの分泌を抑えます。これは**体内時計を狂わせ、「眠りたくても眠れない状態」をつくってしまいます**。

それを防ぐため、就寝30分前からテレビの視聴やスマホの使用を制限することをおすすめします。2020年に実施された中国の研究チームの調査によると、スマホを制限することで、「12分早く眠りに入る／睡眠時間が18分長くなる／主観的な睡眠の質が高くなる／入眠前の眠気が強い／起床時の気分がより良い／作業記憶テストがより正確で早い」といった結果が出ました。「寝る前スマホ」を止めると、これだけのメリットが期待できるのです。

足がクタクタの日は「筋肉の暴走」に気をつける

ふくらはぎの筋肉が突然つり、激しい痛みを伴うことを一般的に「こむら返り」といいます（医学的には「筋クランプ」）。健康な人でも、激しい運動のあとや長時間の立ち仕事のあとに起こることがあります。夜間のこむら返りは高齢の方に高い頻度で起こり、多くの人が経験しているといわれています。

原因はさまざまですが、ひとつは水分不足です。睡眠中は汗を多くかくので脱水傾向にあります。さらに身体をあまり動かさないので、血行もよくありません。この状態で寝返りを打って筋肉に刺激が加わると、筋肉が暴走してこむら返りが起こることがあるのです。予防には、寝る前に太ももや足首のストレッチをすることや適度な水分補給をすることが効果的です。

ただし、先ほども述べたように、水分のとりすぎはトイレが近くなる可能性がありますので、飲みすぎないようにしてください。

Routine 08

寝る直前に歯を磨いてはいけない

寝る準備をすべて整え、最後に歯磨きをしてからふとんに入る習慣が身についている人は多いのではないでしょうか。

しかし、できれば今晩からはその習慣を見直してください。なぜなら、**就寝前の歯磨きはぐっすり眠るのを妨げる危険性をはらんでいる**からです。歯茎《はぐき》が刺激されると、メラトニンの分泌量が減るといわれています。眠りやすくなるためにはメラトニンの働きが不可欠ですが、寝る直前に歯磨きをすると、自らその効果を抑制することになってしまうのです。

しかし、衛生的な観点から、またはリフレッシュ感を求めるという意味においても、歯磨きをせずに寝るというのは受け入れがたいところ。口の中がモヤモヤした状態で寝たくないというのはわたしも同じです。重要なのは、その日の最後の食事から寝るまでのあいだのどのタイミングで歯磨きをするかです。

理想は、就寝1時間前。衛生面の問題はクリアできますし、不快感を抑えることもできます。それでも口の中が気になるようであれば、水でうがいをしましょう。

一方、それを逆手に取って、日中の眠気対策に活用するのも手です。ランチ後に歯磨きをすれば、メラトニンの分泌が抑えられ、午後もシャキッと過ごすことができます。昼過ぎにやってくる猛烈な睡魔を少しでも遠ざけたいのであれば、ランチのあとに歯磨きをする習慣をつけるといいでしょう。

すっと眠りたいときは、コーヒーの香り

ぐっすり眠るためにも、ふとんに入る前にしっかりリラックスして、副交感神経を優位な状態にしておきたいところです。高い効果が期待できるものとして、ラベンダーの香りがあります。

ラベンダーの香りは、そのすばらしい催眠《さいみん》効果から、不眠症の治療にも使われているほど。その効能については、世界各国でさまざまな研究が進められています。日本でも近年、大学生を対象とした脳波実験によって「ラベンダーの香りをつけたふとんで眠ると、通常に比べて深い睡眠にある時間が長くなる」との結果が出ました。

また、近年の研究では、**コーヒー豆の香りが睡眠にいい効果を与える**こともあきらかになりました。コーヒーは寝る前に飲んでしまうとカフェインの作用が働き睡眠に支障をきたしますが、コーヒー豆の香り自体はいいようです。

国内のあるサッカーチームとeスポーツで行った調査では、香りのディフューザーが、デジタル疲労の回復に有効だという結果が出ました。女性は寝るときの副交感神経の活性度が上がり、スムーズに眠りにつくことができました。一方、男性はゲームの勝率が上がり、パフォーマンス向上につながりました。

ラベンダーやコーヒーの香りに限らず、まずは、自身が心地よいと思う香りを取り入れてみましょう。夕食後から就寝前（21時前後）に20分前後取り入れるのがおすすめです。

また、同じく**夕食後から就寝前（21時前後）に20分前後、音楽を聴くのもぐっすり眠るために効果的**です。音楽は、落ち着いた自律神経を整えるようなものを聴いてください。今は動画配信サイトでも睡眠によい音楽が配信されています。ただし、くれぐれもブルーライトは浴びすぎないように気をつけてください。

Routine 09

年齢関係なく、不安を抱えていると早起きになる

「年をとると早起きになる」という話はよく聞きます。実際に、若いときより早起きになったかどうかを中高年の方々に聞いたところ、7割以上の人が早起きになったと答えたという調査があります。長年の研究によって、年を重ねると早く目が覚めることは証明されているのです。

では、**なぜ加齢とともに早起きになるのでしょうか？**　**まず考えられる要因は、日中の活動量の低下**です。起きているときにあまり活動せずに疲労が少なければ、心身の回復のために必要な時間も少なくて済むのです。とくに、仕事をリ

睡眠時間と年齢

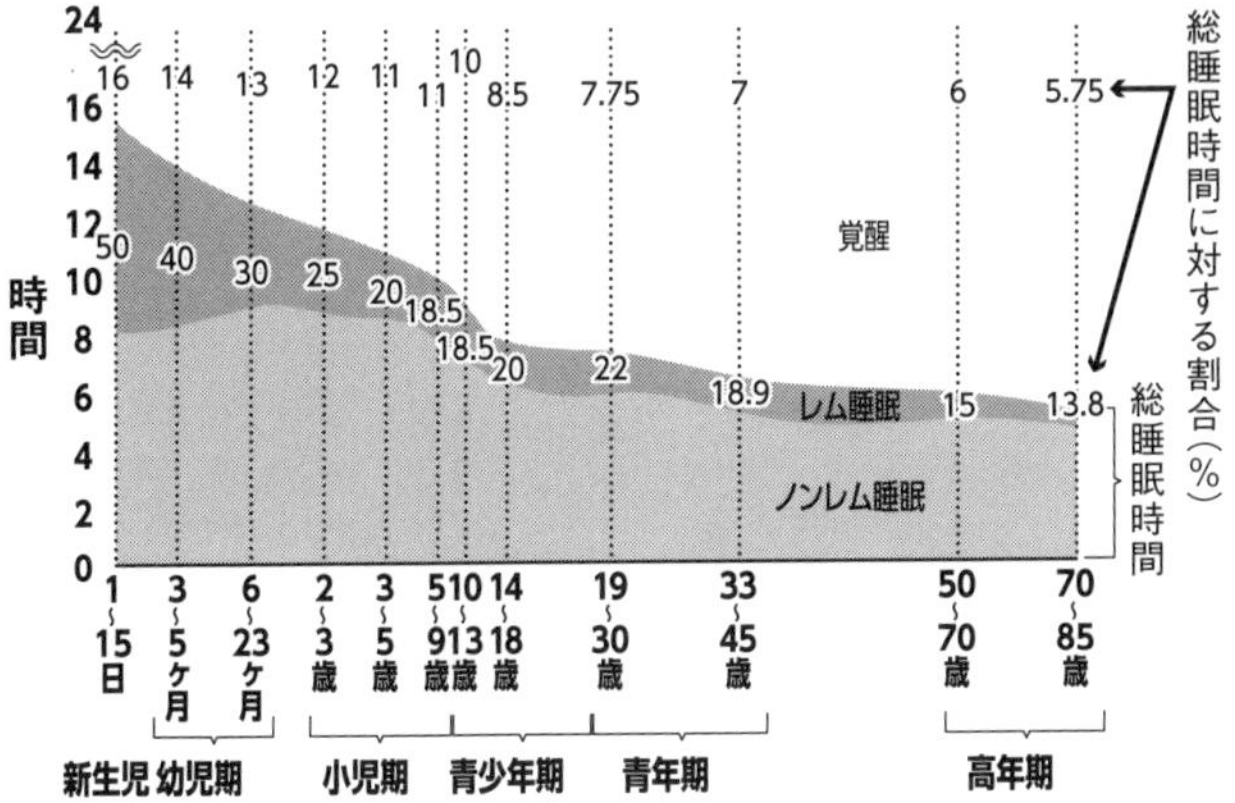

出所：Roffwargetal. 1966より改変

タイアすると社会的な活動量が大きく減り、眠りが浅くなったり短くなったりしてしまいます。

次の要因として考えられるのが、**脳の老化**です。高齢になればなるほど、人は深いノンレム睡眠状態に入りにくくなります。また、睡眠を整えるメラトニンの分泌も、加齢とともに減っていきます。脳の働き具合が変わり、睡眠のリズムが変化しているのです。

さらに、将来的な不安などのストレスが、睡眠のリズムになんらかの影響を与えていることも考えられます。このストレスによる早期覚醒は、若い人にもいえることです。

睡眠のリズムが変わり眠りが浅くなると、ちょっとした刺激でも目が覚めやすくなります。少しの物音や温度変化だけでも目が覚めてしまうのです。目が覚めてトイレに行くとそのあと眠れなくなり、結果的に早起きになってしまうこともあります。安定したメンタルはぐっすり眠る上で大切な要素なのです。

朝起きたとき「汗びっしょり」なのは危険のサイン

汗をかくのは、暑いときに蒸発する気化熱で体温を下げるためです。ですから、空調の調節が悪く、暑すぎると、当然寝汗《ねあせ》をかきます。

また、眠りの仕組みによって汗をかくこともあります。人は深い眠りに入っていくときに、深部体温を下げます。入眠時は暖かくしないと眠れませんが、逆に内臓など身体のなかの温度が下がらないと、ノンレム睡眠が深くならない仕組みになっています。だから深部体温を下げるために汗をかき、寝汗となるのです。

ただ、こうした寝汗はほんのわずかで、パジャマやシーツがびっしょり濡れてしまうほどの量ではありません。風邪もひいていないのに発汗が多かったり、寝汗の多い日が続いたりする場合には、体調になんらかの問題があるといえます。

あまり心配する必要がないのは多汗症《たかんしょう》の場合。多汗症とは、緊張やプレッシャーが原因で汗をかきやすくなる症状で、おもに起きているときに症状が出るのですが、まれに怖い夢などを見たときに、**夢のせいで身体が緊張し、寝汗となって過剰に汗をかいてしまう**ことがあります。

一方、甲状腺機能亢進症《こうじょうせんきのうこうしんしょう》（バセドウ病）や更年期障害など、**ホルモンバランスの乱れによるケース**も考えられますが、近年とくに増えていると考えられるのは、**自律神経の不調が寝汗に現れるケース**です。睡眠時無呼吸症候群により自律神経不調が起こる可能性もあります。そんな人にとっての発汗は危険を知らせるサインなのかもしれません。もし思い当たるフシがあったら、まずは身体の不調ということで内科などに相談してみるといいでしょう。

Routine 10

夜中何度もトイレに起きてしまう本当の理由

夜中に排尿のため起きなければならないことを夜間頻尿《やかんひんにょう》といいます。日本泌尿器科学会によると、40歳以上の男女の約4500万人が、夜間1回以上は排尿のために起きているそうです。夜間頻尿は加齢とともに頻度が高くなり、睡眠に支障が出てしまう症状です。

健康的な人の夜間頻尿の原因は、おもに多尿と膀胱《ぼうこう》容量の減少です。**夜に多尿になるのは、体内時計が狂うことから起きます**。体内時計が正しく働けば、夜になると抗利尿《こうりにょう》ホルモンがたくさん分泌され、尿をつくるのを抑制してくれます。

ところが、体内時計が狂うと抗利尿ホルモンの分泌が抑制され、夜中も日中と同じように尿がつくられるため、トイレに起きてしまうようになるのです。また、**高血圧、うっ血性心不全、心機能障害などの疾患《しっかん》で多尿になる**こともあります。

さらに、**睡眠時無呼吸症候群による自律神経失調により起こる**こともあります。睡眠時無呼吸症候群は、眠っているあいだに呼吸が10秒以上、止まったり止まりかけたりする状態が起きるまでに何度も繰り返される病気で、重度の症状になると突然死のリスクを高めます。循環器系の疾患をもたらすため、症状が進むと血行がどんどん悪くなり、高血圧状態が続いて脳卒中や心臓疾患を引き起こしやすくなります。さらには、糖尿病など代謝《たいしゃ》系疾患の発症要因になるという報告もあります。

睡眠時無呼吸症候群を発症している人は、息苦しさを感じるのはもちろんのこと、口呼吸が主体になるためのどの渇《かわ》きも感じやすくなります。つまり、息苦しさとのどの枯渇《こかつ》感によって夜中に目が覚めるという現象が起こるのです。夜中に目が覚めたときにのどがカラカラになっていることが多い人や、家族にいびきがうるさいとよく指摘される人は要注意です。

膀胱容量の減少は、おもに加齢によるものです。若い頃は膀胱に伸縮性があり、膀胱が伸びて尿をたくさん溜められます。しかし、年をとると膀胱が硬くなり、尿を溜められる量が減るのです。

膀胱が過敏になる**過活動膀胱も膀胱量減少の要因**になります。過活動膀胱とは、尿が少ししか溜まっていないのに膀胱が勝手に収縮し、尿がいっぱい溜まったと勘違いしてしまう病気です。前立腺肥大症《ぜんりつせんひだいしょう》、脳卒中、パーキンソン病などから起こります。

加齢がおもな原因の夜間頻尿なら、生活リズムの改善が必要です。人は年をとると日中のエネルギー消費量が減るようになり、それにともなって身体が求める睡眠時間も短くなります。加齢とともに睡眠ホルモンのメラトニンの分泌量が減ることも影響しているでしょう。年をとることは止められませんので、日中に適度な運動をして身体に負荷をかけたり、トリプトファンを豊富に含んだものをとるなどして対処してください。それでもよくならなければ、医療機関に相談するのがいいでしょう。

病気が原因の夜間頻尿は、基礎疾患の治療が欠かせません。適切な治療をすれば症状は改善していきます。例えば、過活動膀胱では、膀胱の勝手な収縮を抑える薬剤が有効です。

Routine 11

「バタンキュー」は脳の悲鳴の証《あかし》

眠りにつくまでにかかる時間のことを「入眠潜時《にゅうみんせんじ》」といいます。この入眠潜時が異常に短く、無自覚のうちに寝てしまう場合は考えものです。これは、睡眠負債がたまりすぎで、脳が悲鳴を上げている状態。**そのまま脳がシャットダウンしたようなイメージです**。

寝入りがいいというのは健康的なイメージを持つ人もいますが、決してぐっすり眠れていることとイコールではないのです。とくに、**40代以上の人で「バタンキューで寝ている」という自覚がある場合は、要注意**。いますぐ生活習慣を見直す必要があります。

夜にスマホを見ていたり、ゲームで遊んでいたりして突然眠ってしまう**「寝落ち」も、ぐっすりとはほど遠いといえます**。

……… 「睡眠負債」はその週内で返済する

睡眠負債を蓄積しないために提案したいのが、**「睡眠ファースト」**という考え方です。多くの人は、睡眠以外のことを中心にスケジュールを立て、睡眠時間は「調整代《しろ》」のようにしています。しかし睡眠ファーストは、それを逆転させ、1日のスケジュールで**最初に睡眠時間を決め、そこからほかのスケジュールをつくる**という考え方です。

睡眠ファーストでは、1日の24時間から、自分で決めた睡眠時間を引いた残りの時間を、仕事や家事などやるべきことに配分していきます。ダイエットなどと同様に、すぐには実現できないかもしれません。ただ、毎日の生活のなかで連続したもっとも長い時間を占めるものが睡眠であり、睡眠時間次第でほかの活動のリズムも決まりますから、とても賢明なスケジュールの立て方です。

そうすることで自然と体内時計が整い、睡眠ファーストの数多くのメリットを享受できるようになっていくことでしょう。

しかし、現実問題として、残業で遅くまで仕事をし、帰宅後に食事や入浴など必要最低限の生活時間を過ごすと睡眠時間が深夜にズレ込むこともあるでしょう。また、会社の仲間や得意先との会合で帰宅が遅くなることもあるかもしれません。

「遅くまで仕事をすること（徹夜を含む）」を、悪いと思っていない人もいます。仕事を多数抱えている人や、まじめで責任感の強い人ほど徹夜をしてしまいがちです。

一般的に人間に必要な1日の睡眠時間は、約6〜7時間といわれます。仕事がある平日なら、23時に眠りにつき朝6時に起床すれば7時間の睡眠を確保したことになります。しかし、残業などでこの7時間という睡眠時間が削られ、睡眠負債が発生したならば、その週のうちに返済するようにしましょう。

では、どのように返済したらいいでしょうか?

例えば、前日1時間睡眠を削ってしまったら、翌日はちょっとでも早く帰り、不足した1時間の睡眠を取り戻すこと。つまり、プラス1時間長く眠るのです。これでプラスマイナスゼロになります。

同様に、週の前半で連続して睡眠時間が不足したら、週の後半にちょっとだけ長寝して調整します。ただし、長くても2時間以内にしてください。それ以上多く眠ると、今度は生活のリズムそのものが乱れてしまいます。**たまった睡眠不足の返済は、1週間のあいだに30~60分程度の範囲でゆっくり時間をかけてしていきましょう**。15分程度の昼寝も効果がありますので、ぜひ積極的に取り入れてください。

第3章

ぐっすり眠れる身体をつくる新習慣

Routine 12

寝る前の「ぐっすりストレッチ」がとにかく効く

ぐっすり眠るために、寝る直前の軽いストレッチがおすすめです。そもそもストレッチには、動的《どうてき》ストレッチというラジオ体操のように反動をつけて筋肉を伸《しん》張《ちょう》するものと、制止した状態で筋肉を伸ばす静的《せいてき》ストレッチがあります。前者はいわゆる準備体操で、交感神経を優位にします。後者は副交感神経が優位に働きやすくなり、リラックスした状態になります。

就寝前にストレッチをするなら、静的ストレッチがおすすめです。全身の筋肉を伸ばす必要はありません。例えば、**ふとんの上であおむけになり、深呼吸しな**

がら足首をゆっくり手前に曲げて再び戻す動作を、1分ほど行うだけでも効果があります。それにより、足の血行を促進し、深部体温を下げることができます。呼吸は止めず、ゆっくり息を吐くことを意識してください。そうすることで、より副交感神経に働きかけることができ、熟睡効果が高まります。

この「ぐっすりストレッチ」に加え、日中の適度な運動もおすすめです。運動不足なら、近所を散歩するなどのウォーキングをしましょう。

ウォーキングのようなリズミカルな反復運動は、セロトニンの分泌をうながすことがわかっています。夜にはセロトニンをもとにメラトニンが作られるので、不眠症の改善に役立ちます。

息が上がらず、軽く汗ばむくらいの速さで、一定のリズムを意識しながら30分程度ウォーキングしましょう。8000歩が目標です。

ウォーキングが難しい場合には、屋内で使える子ども用トランポリンで跳ねる程度でもかまいません。可能な範囲で、できるだけ有酸素運動をするように心がけてください。

おすすめは、**短時間で効率よく負荷をかけられる「踏み台昇降《しょうこう》」**です。エクササイズの詳しい内容については割愛《かつあい》しますが、要するに段差をリズムよく昇り降りするだけです。高さ20センチほどの安定した台があれば、すぐにでもはじめられます。自宅に階段があるならば、それを活用してもいいでしょう。時間は10分程度を目安にしてください。

こういった**有酸素運動は交感神経の刺激にもなるので、朝から昼間にかけての時間帯にやるのがベスト**です。日中のサイクルにメリハリが出て、メンタル面でもプラスに働きます。仕事などの能率も、意識的に身体を動かしてからのほうが向上するでしょう。

アメリカのノースウェスタン大学が行った研究では、こうした運動を継続的に行うことで睡眠時間が平均45分増えた、と報告されています。そのほか、運動を長期間続けることで寝つきがよくなり、夜中に目を覚ます頻度も減ることが、さまざまな研究から明らかになっています。

筋トレするなら、夕方から20時までがベストタイム

1日20分の筋トレが、睡眠の質を改善するというエビデンスもあります。筋肉はトレーニングによっていったん筋繊維《きんせんい》が壊れ、それが修復されるときに増強される仕組みになっています。

その際に必要な要素のひとつが、成長ホルモンです。筋トレ後には、長時間たっぷりと成長ホルモンが分泌されます。そして、成長ホルモンは寝入りばなのノンレム睡眠でも自然と分泌されます。その相乗効果を狙って、夕方から20時ぐらいまでのあいだに筋トレすると、寝ているあいだにより筋肉を増強させることができるのです。

Routine 13

ぐっすり眠れる身体になると免疫力が格段にアップする

眠っている間はレム睡眠とノンレム睡眠を繰り返していきますが、深い睡眠であるノンレム睡眠のときに、免疫機能が向上することがわかっています。

そもそも免疫とは、体内で発生した悪い細胞や、外部から侵入した細菌やウイルスなどを撃退する自己防衛システムのことをいいます。この機能がなければ、わたしたちはすぐ病気にかかってしまいます。

この免疫の仕組みは複雑で、いくつもの細胞が連動して機能しています。これらの細胞が身体に悪いものを撃退するときにつくる「抗体」という物質は、細胞に記憶された情報をもとにつくられますが、この細胞の記憶に睡眠の質が大きくかかわっているといわれているのです。

そのため、**ぐっすり眠ることは、ウイルス対策にもなります**。睡眠が、体内へのウイルスの侵入を100%防いでくれるわけではありません。でも、ぐっすり眠ることによって免疫機能は高まりますので、ウイルスに感染する確率を下げてくれることは事実です。そういう意味においては、「ウイルス対策になる」といってもいいでしょう。これにかんしては、具体的な研究事例やデータを知っていただくと、より説得力が出ると思います。

アメリカの睡眠研究機関が2015年に発表した、18～55歳の健康的な男女164人を対象に行った実験結果によると、睡眠時間が短くなるほど風邪にかかりやすくなることがわかったそうです。次のページのグラフにもあるように、風邪の発症をうながすウイルスを含んだ薬を5日間にわたって投与したところ、毎日

睡眠時間が減少するとウイルス感染のオッズ比増加

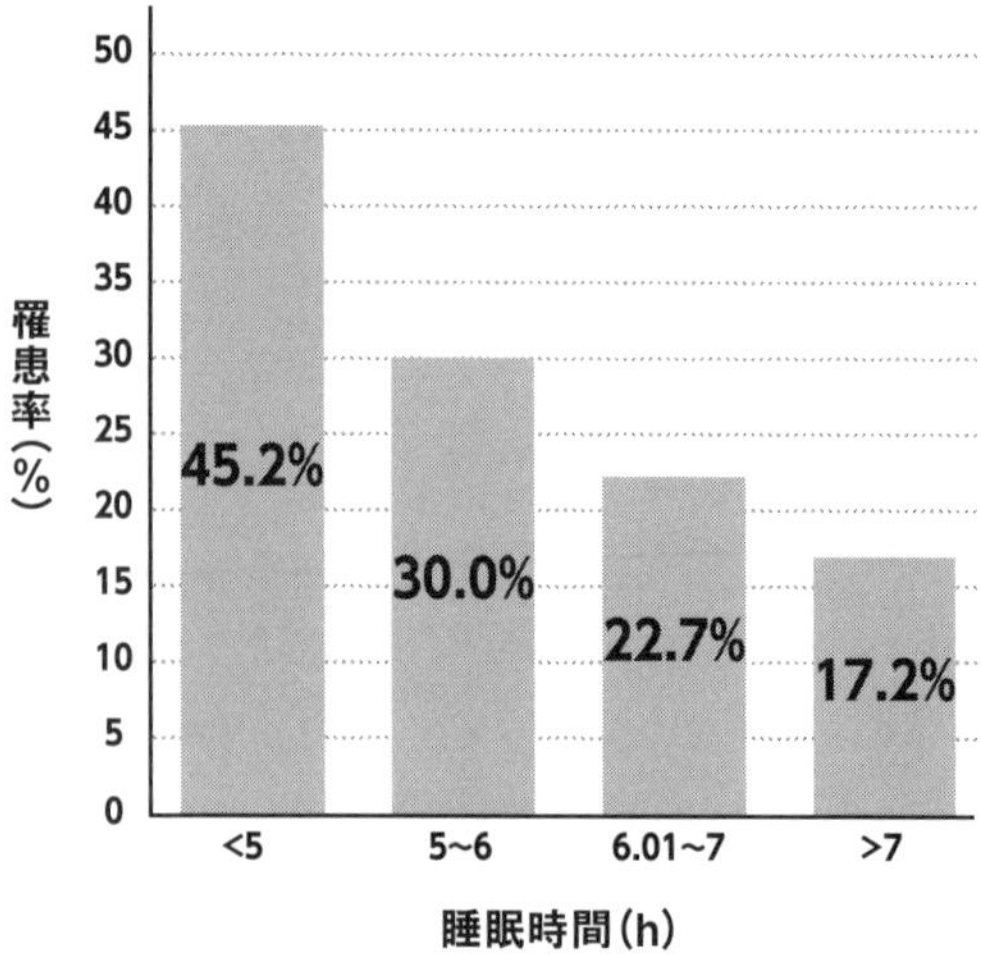

睡眠時間 5時間未満は、7時間以上と比べオッズ比2.94

オッズ比 2つの集団の疾病リスクの比

出所：Aric A. et al., SLEEP, Vol. 38, No. 9, 2015より改変

の睡眠時間が6時間以上だった人に比べ、それ未満だった人は風邪の発症率が格段に高かったといいます。

また、インフルエンザについても、次のような研究結果が報告されています。1日4時間しか睡眠をとらない生活を4日間続け、5日目の朝にインフルエンザのワクチンを打ったグループと、ワクチンを打つ前も打ったあとも8時間睡眠を続けたグループを比較したところ、ワクチン接種から10日目のウイルス抗体の数値が、前者のほうが低かったというものです。

つまり、**睡眠不足が続くと体内でウイルス抗体がつくられるスピードが遅くなる**ということです。これは逆に、十分な睡眠をとっていれば、寝不足気味の人よりもインフルエンザにかかりにくくなることを意味します。

Routine 14

夜勤で昼眠るときは遮光カーテンをしっかり閉める

1日が「朝の太陽光を浴びて起床」からスタートしないと、自律神経などに狂いが生じて、さまざまな病気の発症リスクもおのずと上がってしまいます。

例えば「がん」もそうです。睡眠リズムが不規則になりがちなフライトアテンダントや看護師の女性は、乳がんの有病率が高いとされています。男性だと前立腺がんの有病率が高まり、輪番《りんばん》の交代勤務者だと通常の3倍にも増えるとの報告もあります。これは、体内時計の乱れによりメラトニンが十分に分泌されなくなるのが理由ではないかと推測されています。というのも、メラトニンには自然な眠りを誘う作用以外にも、さまざまな病気の原因となる活性酸素を消す働きや、がん細胞の増殖を抑制する働きがあるといわれているからです。

では、そんな生活のなかで毎日ぐっすり眠るためにはどうしたらいいのでしょうか？

昼間に勤務の日は、体内時計の調整が重要です。午前中にできるだけ太陽光を浴びる、起床から1時間以内に朝食を済ませるなど、体内時計がしっかり調整できるような生活を心がけてください。トリプトファンの含有量が多い食べ物を積極的にとるなど、食生活にも気をつかいましょう。

問題は、昼間に睡眠をとる夜勤の日です。**この場合は睡眠時間の確保が最優先**事項となります。睡眠のリズムが崩れると寝つきが悪くなるので、それをどうフォローするかが重要です。遮光カーテンをしっかり閉めて太陽光を遮断する、音が気になるならば耳栓を使うなど、環境面にも配慮したいところです。

睡眠時間と免疫機能・内分泌機能の働きは比例関係にあります。睡眠時間が少ないと免疫機能が低下し、成長ホルモンをはじめとするさまざまなホルモンの分泌量が減ってしまうのです。免疫機能が低下すると、病気になりやすくなるのはいわずもがな。例えば「がん」。ある研究では、**6時間以下の睡眠で、前立腺がんと乳がんの罹患リスクが増加する**ということが明らかになっています。また、ハーバード公衆衛生大学院の研究チームが、「メラトニンの分泌レベルが高い男性は、低い男性より進行性の前立腺がんを発症する割合が75％低い」といった発表もしています。これは、睡眠時に多くつくられるメラトニンに、性ホルモンの分泌を抑制する働きがあることと関係があります。

慢性的に睡眠不足の人が、糖尿病や動脈硬化などの心血管系疾患にもかかりやすいことも明らかになっています。例えば、**睡眠時間が5時間以下の男性で、糖尿病の発症率が3倍にも上昇する**ことが発表されています。

病気になりづらい体づくりのためには、最低でも6～7時間は寝ること。ぜひこれを肝《きも》に銘《めい》じてください。

睡眠不足と生活習慣病の悪循環

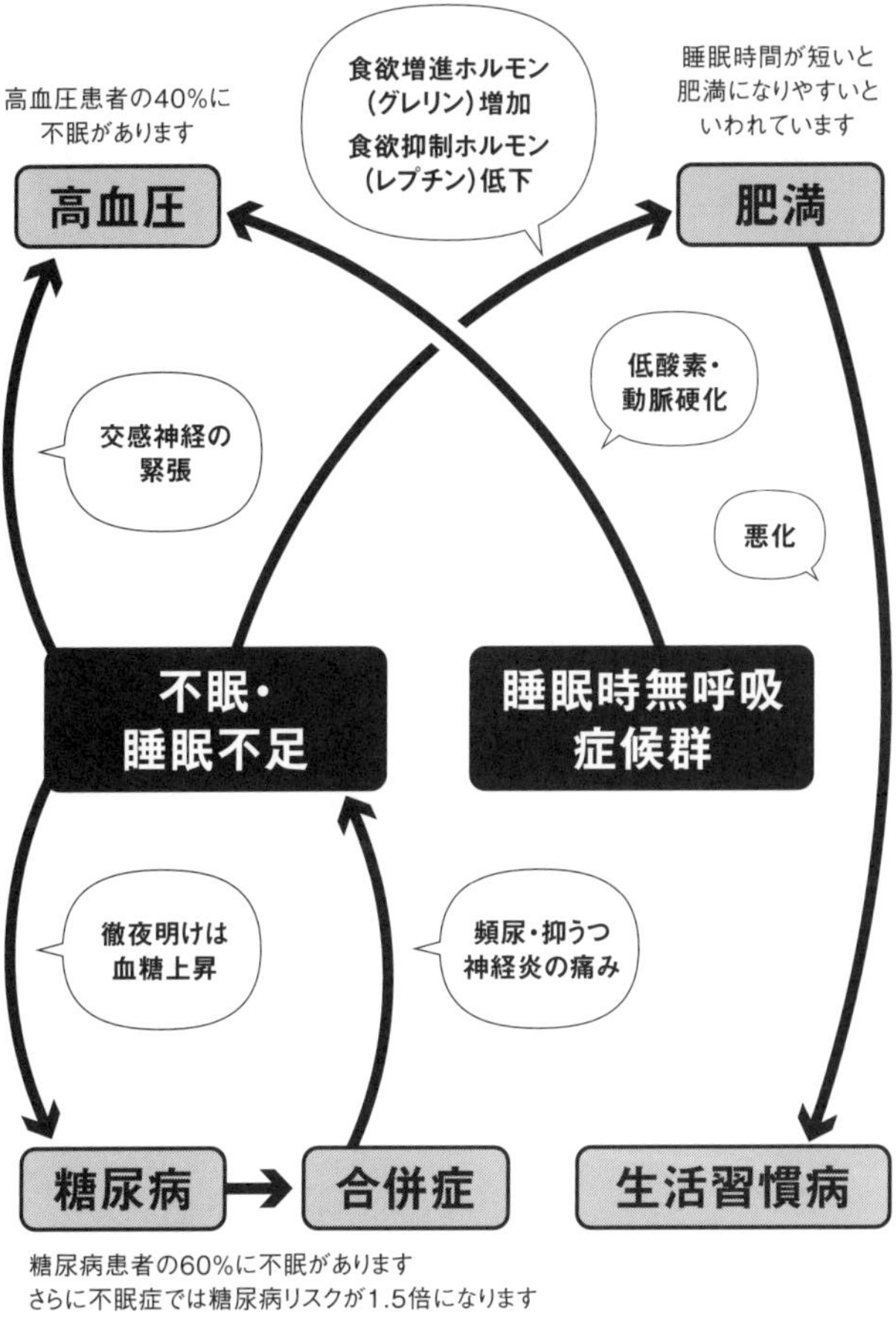

出所：三島和夫 編. 睡眠薬の適正使用・休薬ガイドライン. じほう, 2014.　他を引用改変

Routine 15

不調が続くなら「スリープテック」を取り入れる

どうしても寝つけない、深夜に目が覚めてしまう、そんなことが続くのであれば、睡眠障害の可能性があります。

厚生労働省の令和元年国民健康・栄養調査によると、20代以上の男女で「睡眠時間が足りなかった」「睡眠全体の質に満足できなかった」という回答が全体の約20％を占めました。

また、**コロナ禍での生活様式の変化による運動不足、相対的なブルーライト照射量の増加、ストレス増加**により、睡眠障害はさらに増加傾向にあります。

睡眠障害にもいくつかありますが、代表的なものが**不眠症**です。なかなか眠りにつけない「入眠困難」、夜中に何度も目が覚める「中途覚醒」、予定より早く目が覚めて眠れなくなる「早朝覚醒」、眠りが浅く熟睡した感じのない「熟眠障害」など、次のページの表にあるとおり症状によりいくつかのタイプに分類されます。うつ病を併発《へいはつ》してしまう場合もありますので、甘く見てはいけません。

また、過眠症も睡眠障害のひとつ。日中突然眠ってしまう「ナルコレプシー」は、大きなトラブルになることもあり、危険をはらんでいる睡眠障害です。いわゆる時差ボケや交代勤務による心身の不調も、睡眠障害のひとつです。

もし睡眠障害の可能性があると感じたら、自分の睡眠状態を知るために、「スリープテック」を取り入れるのもいいでしょう。スリープテックとは、IoTやAI技術を活用して睡眠状態をモニタリング・分析し、科学的に睡眠の質を改善したり、向上させたりする機器やサービスのことをいいます。

ヘッドギアタイプやアイマスクタイプのウエアラブル機器（身体に装着できる

おもな睡眠障害

不眠症	寝つきが悪い(入眠困難)、途中目が覚める(中途覚醒)など **症例** 慢性不眠障害、短期不眠障害など
睡眠関連呼吸障害群	睡眠時の異常な呼吸 **症例** 閉塞性睡眠時無呼吸障害群、中枢性睡眠時無呼吸症候群、睡眠関連低換気障害群など
中枢性過眠症群	覚醒・睡眠中枢の異常により、日中に過剰な眠気が生じる **症例** ナルコレプシー、特発性過眠症など
概日リズム睡眠・覚醒障害群	概日リズム(サーカディアンリズム)の異常により生じる睡眠障害 **症例** 時差ボケ、社会的時差ボケ、睡眠相前進症候群、睡眠相後退症候群、交代勤務による障害など
睡眠時随伴症群	睡眠中に生じる望ましくない、異常な行動 **症例** レム睡眠行動障害、錯乱性覚醒、睡眠時遊行症、睡眠時驚愕症、睡眠関連摂食障害、悪夢障害など
睡眠関連運動障害群	異常な感覚や筋肉の動きなど、衝動的な運動に特徴づけられるもの **症例** むずむず脚症候群、周期性四肢運動障害、歯ぎしりなど

※国際分類では、1.不眠症、2.睡眠関連呼吸障害群、3.中枢性過眠症群、4.概日リズム睡眠・覚醒障害群、5.睡眠時随伴症群、6.睡眠関連運動障害群、7.その他の睡眠障害に分類されている。

コンピューター内蔵機器）は、寝る際に身につけると、脳波《のうは》の測定などにより情報を感知し、睡眠の状態を診断することができます。装着時には眠りに適した音楽が流れ、睡眠の深度によって音量が調節されるタイプのものもあります。スポーツウォッチタイプの製品は、内蔵センサーで手首から脈拍を中心とした情報を収集・解析するもの。頭に装着するのが苦手という人向きです。

一方、ウエアラブル機器以外ではマットやふとんの下に入れるタイプの製品も。こちらも搭載《とうさい》されたセンサーにより、睡眠をモニタリングし、睡眠の質だけでなく、体調の変化、疾患などの検知が可能です。スマートライトとの連動で、睡眠の深さに合わせた明かりの調節をしてくれるタイプのものもあります。

スマホアプリでもいびきなどの音をモニタリングし、眠りの様子やいびき対策を知らせてくれるものがありますので、活用するのもいいでしょう。

Routine 16

毎晩血管を修復できれば血圧は下がる

睡眠不足の生活を続けていると、平常時の血圧は確実に高くなります。なぜなら、寝ているときに副交感神経よりも交感神経が優位になりやすくなり、本来であれば休息モードに入るはずの身体が休まらず、血管も活発に動いてしまうからです。日中にダメージを負った血管は睡眠時に修復されるものなのですが、それができずに、血管がどんどん弱ってしまう。その積み重ねが、高血圧症をまねきます。

健康的な生活を送れていれば、日中は交感神経が働いて血圧が高くなっても、

睡眠時間と高血圧症の関係

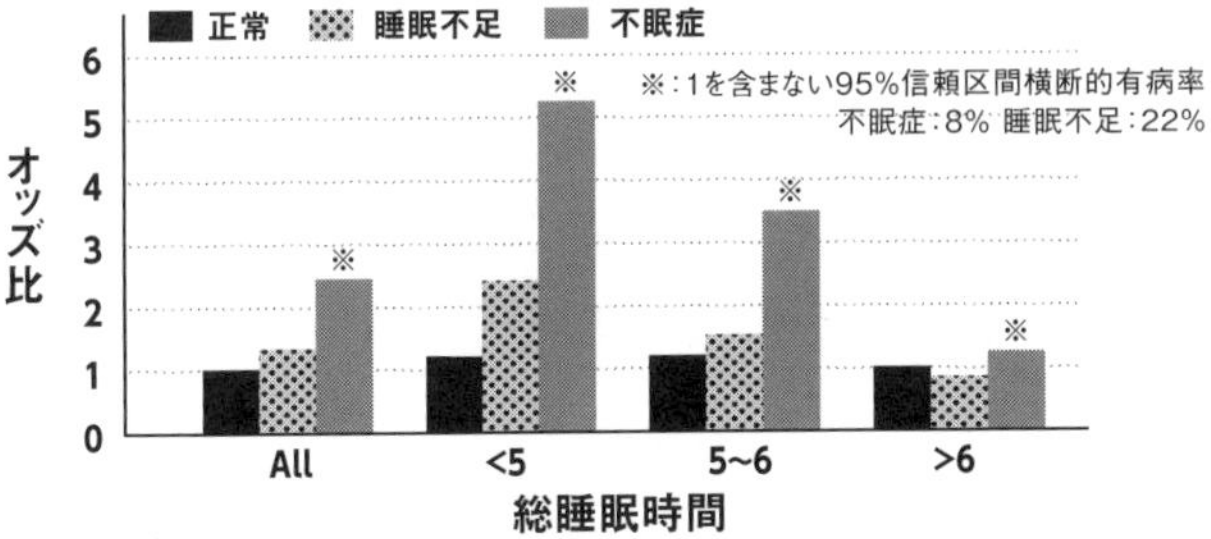

ペンシルバニア中部の20歳以上の男女1,741人を対象とした調査。対象者に不眠症の有無を確認、睡眠時間と血圧を測定し、睡眠と高血圧リスクの関係を横断的に調査。睡眠時間が5時間を切ると、高血圧症発症率が増加している。

出所:Vgontzas AN et al. Sleep 2009;32(4):491-497.より改変

夕方以降は副交感神経が優位になって徐々に血圧の数値が低下していき、睡眠中もその状態がキープされます。しかし、そこに睡眠不足という要因が重なると、寝ていても血圧が下がらなくなってしまうのです。

わたしが実際に診たある患者さんは、睡眠時無呼吸症候群を発症し高血圧状態だったのですが、治療を行い、睡眠時間を2時間増やすようにアドバイスしたところ、半年後には血圧が上下ともに10下がり、動脈硬化も改善されました。

なお、寝るときのコツとして、**あお向**

けに寝るのではなく、横向きで寝るようにしましょう。これだけでも、血圧の改善につながる可能性があります。ただ、左側を下にした横向き寝は心臓を圧迫するので、右側を下にしたほうがよいでしょう。

睡眠は見た目の若々しさにも影響する

このように、ぐっすり眠ることによって得られるプラスの効果を挙げればキリがありませんが、代表的なもののひとつに「成長ホルモン分泌の促進」があります。成長ホルモンの働きは多岐にわたり、どれもこれも身体にいいことばかりなのですが、そのなかにはもちろん、**アンチエイジング効果**も含まれます。成長ホルモンは肌代謝を活性化し、しわやくすみを発生しにくくするからです。

睡眠と美しい肌は切っても切れない関係にあります。**美しい肌を保ちたいのなら、よく眠ること**。これは鉄則です。質の悪い睡眠が肌トラブルを起こす最大の理由は、成長ホルモンの分泌を抑制してしまうことです。人の身体は、**入眠から**

4時間以内に訪れる深睡眠のあいだに成長ホルモンが活発に分泌される仕組みになっており、肌細胞の修復や再生をうながしてくれます。しかし、睡眠時間が短いとその効果が望めません。よって睡眠不足が連日続くと、肌がカサカサになったり脂っぽくなったりしてしまうのです。

かつては、午後10時から午前2時までの4時間を指す「ゴールデンタイム（シンデレラタイム）」に睡眠をとると、もっとも多く成長ホルモンが分泌されるといわれてきました。しかし今ではその常識は変わり、何時に寝たかを問わず4時間以内に深睡眠状態になれば十分に効果を得られることがあきらかになりました。肌の「老け」を防ぐなら年齢により必要な睡眠時間は異なりますが、20～50代であれば1日最低でも6時間半、毎日同じ時間に寝て、同じ時間に起きる生活リズムを心がけてください。

Routine 17

「寝ないと太る」は事実

夕食をとる時間帯は、一概《いちがい》に就寝の何時間前がベストとは断言できませんが、「早すぎず遅すぎずが望ましい」ことだけはハッキリいえます。あまりに早いと寝るときにお腹が空いてしまい、空腹感に意識が向いてなかなか寝つけなくなるのは、なんとなく想像できるかと思います。逆に遅すぎると（とくに寝る直前だと）、これから説明するさまざまなマイナス要素を抱え込むことになってしまいます。

まず、**寝る直前に食事をすると、睡眠の質の低下をもたらします**。ものを食べると血糖値が上がり、それを正常値に戻すためにインスリンが分泌されます。ですが、食べてすぐふとんに入って身体が寝ている状態だとそれが働きすぎて、交感神経を刺激してしまうのです。交感神経が優位になると浅い眠りになります。寝る前の食事は、その量にかかわらず睡眠の邪魔をします。

肥満の大敵《たいてき》という側面も見逃せません。食事をしてすぐに眠りにつくと、身体にとり込まれたエネルギーが中性脂肪として体内に溜め込まれてしまいます。寝る前の食事は睡眠障害と肥満のダブルパンチを受ける可能性があり、それがさまざまな健康リスクを高めていくことになるのです。

なかでも最悪なのは、夜中に食事をしてすぐ寝ること。**深夜帯には、脂肪蓄積作用のあるBMAL1（ビーマルワン）というタンパク質が多く分泌される**からです。大げさではなく、深夜のドカ食いからの即寝は寿命を縮める行為なのです。そこにアルコールが加わったら、さらに健康リスクは高まります。なるべく22時以降は、そうした行為は避けるようにしてください。

食欲爆発の原因は、ぐっすり眠れていないこと

睡眠不足や日々の体内時計の乱れ（就寝時刻と起床時刻がバラバラなど）は、肥満を誘発します。

2004年にアメリカのスタンフォード大学が行った、食欲をうながす「グレリン」というホルモンと、食欲を抑制する「レプチン」というホルモンの睡眠時の分泌量における調査があります。それによると、8時間眠った人に対し、5時間しか眠らなかった人はグレリンの分泌量が15％多かった一方、レプチンは逆に15％少なかったといいます。つまり、**人の身体は睡眠不足の人ほどより食欲を感じやすいシステムになっている**のです。

さらに睡眠不足は、基礎代謝を上げる働きをしてくれる成長ホルモンの分泌も抑えてしまうので、それが消費カロリーの低下に結びつきます。食欲が旺盛になってしまうにもかかわらず、食べたものを効率良く消化してくれない体質を自ら

つくり上げてしまうことにもなるのです。

アメリカのコロンビア大学が、32～59歳の男女1万8千人を対象に睡眠時間と肥満の相関関係についての調査を行った結果、平均7～9時間睡眠の人に比べ、5時間の人は50％、4時間以下の人は73％も肥満率が高かったという研究結果を発表しました（*2）。**寝ないと太る。これは紛れもない事実**です。

しかもそれは、たった一晩でも影響してしまいます。『アメリカ臨床栄養学会誌』によれば、質の悪い睡眠をとった翌日は代謝が落ち、最大20％もの消費エネルギーが減少してしまうそうです。さらに、睡眠不足の状態だとジャンクフードに手を出しがちになるとも言われており、まさに悪循環。スマートでいるためにも、毎日ぐっすり眠ることが欠かせないのです。

*2 出所："Short sleep duration is associated with reduced leptin, elevated ghrelin, and increased body mass index." PLOS Medicine.2004 Dec;1(3):e62.
"Inadequate sleep as a risk factor for obesity: analyses of the NHANES I" Sleep. 2005 Oct;28(10):1289-96.

Pick up!

実践のための提案

自分を整える寝具

自分の身体に合わない寝具を使い続けていたり、寝室がぐっすり眠るのを妨げるような環境になっていたりすると、いつまで経っても睡眠の質が高まりません。最適な寝具や寝室ではないと実感している方は、ぜひすみやかに理想的な寝具選び・寝室づくりに着手しましょう。

理想的な枕選びのポイント

・枕に頭をのせたとき、首の骨から肩にかけてS字型のカーブを自然に維持できる形状のものがベター（寝ているときも、立っているときと同じ姿勢になることが理想的）

・枕の素材（そばがら、羽根、ビーズ、低反発ウレタンフォームなど）は好みを優先して構わないが、頭が沈み込んでしまうようなやわらかいものよりも、ある程度弾力のあるものがおすすめ

・寝返りを打ったときに頭が落ちないように、横幅は頭3つ分くらいあるものを

・判断に迷ったときは寝具の専門店へ。オーダーメイドで枕をつくることも可能

……理想的なベッドマットや敷《し》きぶとん選びのポイント

・就寝時の理想的な姿勢は、自然に美しく立っているときと同じような姿勢。背骨の曲がり幅が2～3センチ程度に保てるものを選ぶ

・柔らかすぎず、硬すぎないベッドマットや敷きぶとんの見分け方

〈適度な硬さの場合〉

寝てみると全身の力がスーッと抜ける感覚がある。

背中から腰にかけてピッタリとフィットし、腰に違和感がないことが理想

〈柔らかすぎる場合〉

寝たときに、包み込まれるような感じがする場合は柔らかすぎ。背骨が曲がりすぎて腰痛の原因になることもある

〈硬すぎる場合〉

身体がスッと伸びて姿勢がよくなるような感じがする場合は硬すぎ。寝心地が悪くなる

……理想的な寝室づくりのポイント

・東側に窓がある部屋を寝室にするのがよい

・理想は、「睡眠のためだけの部屋」とすること。テレビやパソコンなどは置かない

・通気性を確保するため、ベッドは壁にくっつけすぎない。とくに冬は、窓際が寒く結露《けつろ》で湿気がたまりやすいので、窓から10センチ程度は離す

・ルームライトは、蛍光灯よりも暖色系の柔らかな光を選ぶ。シティホテルをイメージしたフットライトなどでもよい

・カーテンは遮光カーテンがおすすめ。ただし、起床したとき目に光が入ることで脳が活動しはじめるので、レースのカーテンでもＯＫ

・音環境は、一般的に閑静《かんせい》な住宅街程度の静けさに相当する40デシベル以下が最適。外の音がうるさいときは、遮光カーテンなど厚めのカーテンとレースカーテンの二重掛けをすれば、遮音効果あり

・室温は、夏なら25度前後、冬は18度前後で暑すぎず寒すぎない程度。部屋全体ではなく、電気毛布や湯たんぽでふとんの中を温めてもよい。湿度は50〜60％が最適とされているので、乾燥していると感じたら加湿器で調整する

・ふとんは直《じか》に敷《し》くと床がゴツゴツして寝心地が悪くなるので、マットレスなどでクッション性を高めるのがよい

第4章

ぐっすり眠れるメンタルをつくる新習慣

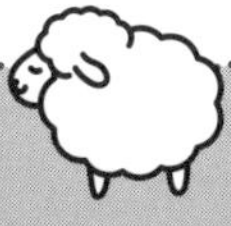

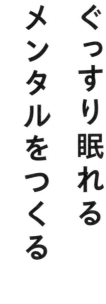

Routine 18

寝つけない4つの理由を知っておく

たまに寝つけないくらいならまだいいのですが、頻繁《ひんぱん》に寝つけないことが繰り返されるようになると深刻です。きちんと原因を見つけて、早めに対処しておく必要があります。

では、寝つけない原因はどこにあるのでしょうか？　寝つけない原因は複数考えられますので、まずそれを知っておくことで解決しやすくなるでしょう。

【身体的原因】

就寝時に病気の症状が出現することによって、寝つきが悪くなります。呼吸器疾患による咳や発作、レストレスレッグス症候群（むずむず脚《あし》症候群）からくる不快感、高血圧による胸の苦しさなどです。

また、降圧剤《こうあつざい》や抗がん剤などの薬の影響から眠りにくくなることがあります。

……

【精神的原因】

ストレスは心理的な緊張状態を引き起こし、交感神経が優位になります。そのため脳は興奮した状態になり寝つきを悪くします。うつ病などの精神疾患も、寝つきの悪さの原因となります。

……

【生理的原因】

体内時計が乱れると寝つきが悪くなります。昼夜逆転の生活をしている人は、体内時計が乱れているおそれがあります。

また、就寝前の刺激物の摂取も原因のひとつ。カフェイン、タバコのニコチンには覚醒作用があります。

【環境的原因】

睡眠はとても繊細《せんさい》な身体活動なので、音や光、気温にも影響されます。これらのほか、寝具が自分に合っていない場合も同様です。

寝つきの悪さが深刻な状況になり、日常生活や働くうえで影響が出るようになったら、ためらわずに医療機関を受診してください。受診するタイミングとしては、**睡眠にかんする不調が1カ月以上続いており、改善の工夫を行っても解消されない場合**というのが目安です。

睡眠障害で通院したいとき、睡眠専門医が近くの病院にいればベストですが、いない場合は、内科を受診してください。睡眠障害に気分の落ち込みなどが関連している場合は心療内科、睡眠時無呼吸症候群など呼吸に関連する不眠であれば呼吸器内科、耳鼻咽喉科《じびいんこうか》が対応しています。

コロナ禍をきっかけに、オンライン初診を原則解禁する動きが厚生労働省からアナウンスされており、これは新たな診療形態のひとつとして恒久的《こうきゅうてき》なものになりそうです。ビデオチャットを用いた初診受付の体制が整った睡眠専門医が見つかれば、うまく活用するのもいいでしょう（ただし、条件・制限があります）。

Routine 19

眠りの終盤にくる「レム睡眠」がストレスを激減させる

十分な睡眠時間が確保されているならば、身体疲労の回復効果だけでなく、ストレスの解消効果にも期待が持てます。ここでもう一度、睡眠の仕組みを思い出してください。

睡眠には、レム睡眠とノンレム睡眠というふたつの状態があります。レム睡眠は眠りが浅く、身体は休んでいるけれど脳は働いている状態のこと。そしてノンレム睡眠は眠りが深く、身体と脳の両方が休んでいる状態。ノンレム睡眠のなかでもとくに深い眠りを、深睡眠や徐波睡眠といいました。

このうち、身体の疲労回復効果が大きいのは、身体と脳の両方が休むノンレム睡眠のほう。たとえ短時間であっても、しっかり深睡眠がとれているならば、身体の疲労はそれなりに回復するものです。

しかし、ストレスの場合はそうはいきません。**ストレスの解消効果があるのはレム睡眠のほうで、その状態にある時間を十分に確保するには、短時間の睡眠では足りません**。レム睡眠の状態にある時間は、一晩の睡眠の後半になればなるほど増えるからです。

レム睡眠の状態にある脳では、日中に得た情報の整理や定着が行われています。気持ちの面でなかなか整理のつかなかった事柄が、少しのきっかけで不思議なほどスッキリしたりしますよね。これと似たかたちで、脳はストレスに対する処理をレム睡眠のなかで行っているわけですが、それには身体の疲労を回復するよりも時間がかかります。具体的には、**7~8時間ぐっすり眠りたい**ところです。

もちろん、大きなストレスを抱えないようにするのも重要です。自律神経の乱れから不眠などの睡眠障害が出て、さらにストレスが解消できなくなる、という悪循環に陥るケースも十分にあり得るからです。

「眠りすぎ」は長生きに逆効果

睡眠不足は健康に悪いと誰もが認識しているでしょう。しかし、眠りすぎについての認識は不足しているようで、実は**「寝れば寝るほど健康になる」と考えるのは大きな間違い**です。

眠りすぎてしまったとき、目が覚めると頭痛がして頭がクラクラする二日酔いのような状態になった経験はないでしょうか。これは「**睡眠酩酊《めいてい》**」とも呼ばれていて、時差ボケになったような状態です。起きた時間が昼になっていても、脳は起きた時間を朝と認識してしまうので、体内時計のリズムが狂って現れる症状です。頭痛だけでなく、長時間同じ姿勢でいるために血行不良になり、肩や背中のだるさを感じたり腰痛を起こしたりもします。

長時間睡眠も死亡リスク増加!?

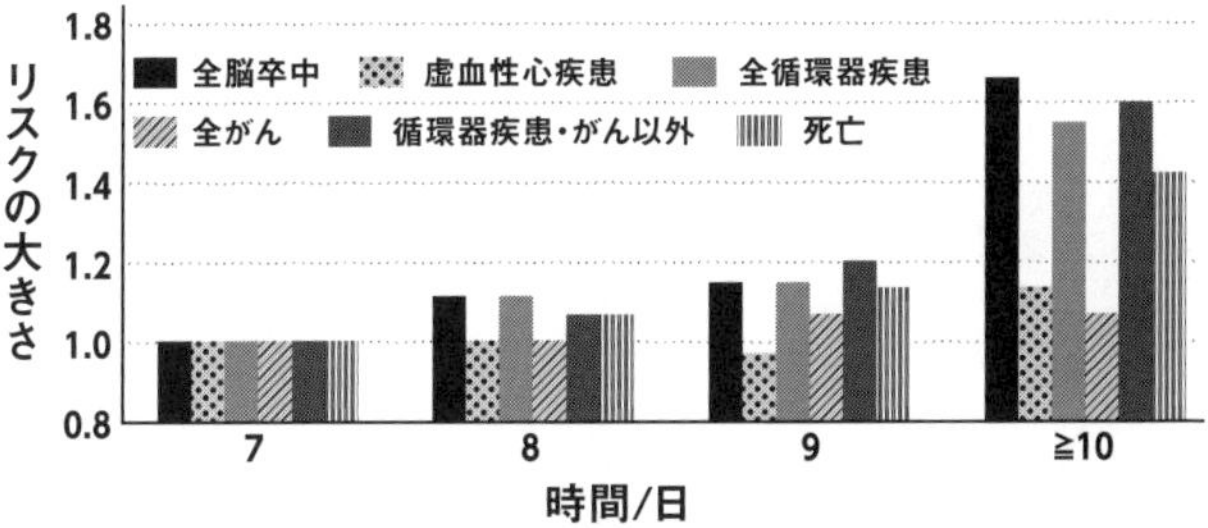

この調査は男女約11万人を約15年間追跡調査し、睡眠時間と循環器疾患及びその他の死亡との関連について調べたもの。上のグラフは、男性41,489人について7時間睡眠と長時間睡眠の死亡リスクを比較したもの。

出所：JACCウェブサイト 池原賢代「睡眠時間と循環器疾患死亡」より改変

ちなみに、上のグラフは睡眠時間と死亡との関連を調べた研究です。**睡眠時間が10時間以上の長時間睡眠では、7時間の睡眠に比べて死亡リスクが増加**していることがわかります。男性は全脳卒中で1・7倍、全循環器疾患で1・6倍になっています。なお、女性も全脳卒中で1・7倍、全循環器疾患で1・5倍になっています。

長時間睡眠と死亡との直接の因果関係は不明ですが、眠りすぎはよくないことは間違いありません。

Routine 20

「宣言効果」を使えば気持ちよく起きられる

大音量の目覚まし時計でなんとか起床しているという、朝が苦手な人に試していただきたいのが、心理学で知られる「**宣言効果**」を用いて起床時刻を頭に覚えさせる方法です。目標を紙に書き出してみたり、他人に宣言したりすることで自分にプレッシャーをかけて目標達成に導く宣言効果は、仕事や勉強、恋愛などのシーンで広く知られていますが、これを起床にも応用するのです。

就寝前には翌日の起床時刻を家族に告げ、自身でも数回「○時に起きる」と唱えるだけで準備はOK。慣れないうちは起床時刻が想定とずれることもありますが、繰り返し行うことで効果が期待できます。毎日行えば**起床に対する自身のモチベーションも上がり、やがて起床時刻の前に目を覚ますことができる**ようになるでしょう。この方法は、なにより継続して行うことが重要ですので、根気強くトライしてみてください。

ところで、「どうしても遅刻できない！」というときや楽しみにしているイベントがあるときなどは、不思議とスッキリ起床できた経験がある人も多いでしょう。

これも宣言効果と同じ作用で、就寝前に起床時刻を強く認識することで、血圧を高めて起床の準備をするコルチゾールというホルモン物質が分泌されるようになり、スムーズな目覚めにつながっています。

しかし、脳が準備できていない状態に目覚まし時計で無理やり起床すると、コルチゾールがあわてて分泌されるため脳に負担がかかり、いまいちな目覚めに。

心地よい目覚めのためには、**就寝前に起床時刻を再確認する**こと。また、起床

1時間前から太陽の光を浴び、脳を刺激する（メラトニンの分泌も抑える）工夫が大事です。夏場などは、カーテンを開けっ放しで就寝してもよいでしょう。

朝のアラームを邦楽にすると脳が活性化する

アラームをかける場合は、スマホのタイマー機能を使って、好きな音楽を鳴らすのがおすすめです。その際は**洋楽ではなく「邦楽」を選ぶのがポイント**。脳が日本語の歌詞を無意識下で認識することで、少しずつ覚醒して、スッキリ起きられるはずです。

さらにこだわるならば、**ゆったりしたリズムではじまって、そこからだんだんテンポアップしていくような曲がベスト**でしょう。こういった曲調の音楽を聴くことが、朝のいい目覚めにつながるとの研究報告もあります。

逆に、絶対に避けたいのが、爆音が鳴り響くようなアラームです。副交感神経のほうが優位にある状態から段階を踏まずに無理やり目覚めることは、自律神経と体内時計の乱れにつながります。体内のリズムが狂って心身のバランスが崩れた結果、うつ状態に陥る可能性さえ出てくるので、くれぐれも注意してください。

交感神経を刺激して、スッキリした目覚めを促進してくれるのが、いわゆる「柑橘《かんきつ》系」の香りです。なかでも、フレッシュ感のある**レモンやグレープフルーツの香り**はとくにおすすめ。

朝食で食べるのもいいですし、アロマディフューザーのタイマー機能を使って、起きる時間に香りを感じられるようにするのもいいでしょう。朝の入浴では、精油《せいゆ》をほんの少しだけ湯船に浮かべて香りを楽しむことで、体温の上昇と香りの両面から覚醒をうながすことができます。柑橘系以外だと、**ペパーミントやローズマリーの香り**にも、交感神経を刺激する効果があるとされます。

いうまでもなく、こういった香りを夜に嗅《か》ぐのは逆効果。質の高い睡眠の妨げとなってしまうので、できるだけ避けましょう。

Routine 21

眠れないときは淡々と「嫌なこと」を書き出す

ふとんに入って眠ろうとしたときに、つい考えごとをしてしまうという経験は誰にでもあるのではないでしょうか。

眠る前の脳はとくに敏感になっているので、考えが堂々巡《めぐ》りして深みにはまり、さらに眠れなくなってしまうことも……。起床時間が気になって焦り出すと、余計に眠れなくなってしまいます。

情報社会の今、人はあらゆる場面で情報を詰め込む作業をしています。収集した情報は、時間のあるときに脳内で処理しています。しかし、忙しい日は情報収集を頻繁に繰り返して情報過多《かた》になっているうえに、情報を処理する時間がなかなか確保できません。時間が確保できるのは、ベッドに入ってからになってしまうことも。そうして就寝時に考えごとをしてしまい、眠れなくなってしまうのです。

考えごとによる不眠を解決する方法のひとつは、就寝時のルーティンをつくることです。人は習慣性をともなった生き物なので、毎日同じ行動を繰り返せば、そのパターンを脳に睡眠の合図として植えつけることができます。例えば、就寝の1時間半前にお風呂に入り、風呂上がりに30分ほど雑誌をめくり床《とこ》につく。こういった行動パターンを毎日続けていけば、脳はそのパターンを睡眠の合図ととらえてくれ、多少の考えごとがあっても眠れるようになるのです。

別の方法としては、不安や考えたことを淡々《たんたん》と書き出すというのもいいと思います。思い切って起き上がり、考えたことをメモしてみてください。嫌なことをノートに吐き出すイメージです。これで案外、気持ちが落ちつくものです。

また、**直接的に脳の温度を下げるという方法**もあります。乾いたタオルを冷凍庫に入れておき、眠るときに頭の下に敷いて眠りにつくと、脳がクールダウンされ、考えごとをせず眠りやすくなります。

ちなみに、眠気を誘う方法として「羊の数を数える」というのは、根拠といえるものがないのが実際のところです。一説にはｓｈｅｅｐと発音すると腹式呼吸がうながされ、リラックスして眠りやすくなるといわれていますが、日本語で「羊が……」と発音したところで同様の効果は得られないのです。

入眠に効果があるものとしては、**自然の風や波の音など、適度な雑音を聞きながらふとんに入る**というものがあります。昨今話題となっているＡＳＭＲも同様の効果です。お気に入りの音源を見つけて、スムーズに入眠したいものですね。

寝る直前は「オレンジ色の光」でリラックス

自然な眠りを誘う作用を持つメラトニンは、夕方になって暗くなってくると分泌がはじまり、暗ければ暗いほど分泌されます。そのため、夜にコンビニなど照明が明るい場所（1500～1800ルクスの光がある場所）に長居するのは避けましょう。夕食以降にテレビやスマホを見るときは、ブルーライトカット眼鏡をかけるか、ブルーライトカットモード（ナイトモード）に切り替えて使うようにしてください。

また、光の色も睡眠と関係があります。一般的にリラックスできるのは、色温度の低い色です。**暖かみのあるオレンジ色なら心地よい眠りに導いてくれます**。就寝前には暖色系の明かりに切り替えるようにしましょう。

睡眠中は部屋を真っ暗にするのが理想的です。防犯上心配な場合は、さすがに枕元で読書灯をつけて寝ると睡眠の質に影響が出ますが、天井照明の小さな明かりやフットライト程度なら問題ありません。眠るときに真っ暗だと不安になる人も、小さな明かりをつけて就寝するといいでしょう。

Routine 22

どうしても寝つけないときは思い切ってふとんから出る

どうしても寝つけないとき、部屋を暗くしたまま「とりあえず横になる」という人がいます。せめて身体だけでも休めようという思いでしょうが、この行動はよくありません。一定の休息効果はありますが、睡眠の効果はないからです。問題なのは、人は暗い場所で目を閉じてじっとしていると、ネガティブな思考を巡らす傾向にあることです。不安や悩みを思い浮かべると、ストレスを感じて交感神経が優位になってしまうので、さらに眠れなくなります。また、寝なくてはいけないというプレッシャーがさらに悪循環を生むこともあります。

どうしても眠れないなら思い切ってふとんから出て、心身に刺激を与えないよう穏やかに過ごしましょう。マインドフルネスもおすすめです。マインドフルネスとは、今この瞬間に注意を向け、評価せず、とらわれのないような状態で自分の内面を見ることです。

減った分の睡眠時間は、プラマイゼロになるよう翌日に調整しましょう。翌日に多く眠るのが難しい場合は、1週間のあいだに30～60分程度の範囲でゆっくり時間をかけて調整していけば大丈夫です。1週間以内に調整すればいいと思うだけで、寝つけないプレッシャーは緩和するのではないでしょうか。

ただ、寝つけない状態が続くのであれば、注意が必要です。

よく眠れてすっきり目覚めたときは、気分がよくなり、仕事にもやる気が出ることでしょう。仕事や交友関係で多少のストレスがあっても、睡眠によって十分に脳の疲労が回復できれば日常生活はうまくいきます。逆に睡眠不足や不眠が続くと、脳の疲れが回復しないため、精神的に不安定になりがちに。そして、不安や恐怖を感じやすくなり、イライラして怒りっぽくもなります。そのまま睡眠不足や不眠が続くと、心の不調をきたしてしまうこともあります。そのひとつが「うつ病」です。

うつ病はストレスなどのさまざまな原因から起きる病気です。具体的な症状には、なにもやる気が起こらない、集中力が低下する、考えがまとまらない、ものごとへの興味をなくす、不安感が募る、食欲が止まらないなどがあります。このような例は、不眠症の症状とも似ています。

アメリカで約8000人を対象として行われた研究では、**不眠症状のある人のうつ病になるリスクは、不眠症状のない人に比べて約40倍**という結果が出ています。同じ研究で、調査後に不眠が改善した人は、うつ病発症のリスクが不眠状態ではない人と同じくらいに下がることもわかりました。

また、うつ病を発症している人を調べたところ、80~85%が不眠で10~15%が過眠の傾向にあるという調査もあります。このように、睡眠とうつ病には強い関係性があるのです。

「ちょっと寝なかったくらいで死んだりしない」と甘く考えるのは危険です。不眠症は慢性化しやすく、さらなる悪循環をまねいて、心身を蝕《むしば》んでいくことにもなりかねません。

うつ病の初期症状として不眠が出現しやすいこともわかっています。「なかなか寝つけない」と思うようになったら、いつの間にかうつ病になってしまっている可能性もあるのです。

Routine 23

嫌な夢も気にする必要はない

人は眠ると夢を見ます。その内容は千差万別で、ときには悪夢を見てしまうことがあるかもしれません。なかには「悪夢で目が覚めた」という経験のある人もいるでしょう。一度の悪夢でも気分のいいものではないのに、繰り返し見ると不安や恐怖を感じてしまいます。

なぜ人は悪夢を見てしまうのでしょうか？

そもそも夢は、日中に見聞きした情報を脳が整理する過程を再生しているものです。意識無意識を問わず、自分の体験したことの断片をつなぎ合わせたストーリーを脳が見ているといわれます。つまり、**悪夢も同じようにストレスを感じた体験を再生しているだけ**なのです。ですから、悪夢を見たからといって深刻に悩む必要はありません。

ただ、悪夢が持続的で頻繁に繰り返す場合は、メンタル面でうつ病や不安障害などを抱えている可能性があります。

ひどい場合には悪夢障害を発症させてしまう可能性も。**悪夢障害は睡眠障害の一種で、悪夢を繰り返し見ることによって睡眠が妨げられ、日常生活に支障をきたすもの**です。

夢を見やすいのは眠りの浅いレム睡眠のときです。浅い眠りで目が覚めやすくなっているので、悪夢を見ると覚醒してしまいます。問題なのは夢の中身より、悪夢によって睡眠が妨げられてしまうことです。睡眠中に何度も目覚めてしまうと、日常生活のパフォーマンスの低下をまねくことはいうまでもないでしょう。

日中に強烈な眠気が襲ってきたり、集中力や認知力が下がったり。また、イライラや不安感が募り対人関係に悪影響が出たりすることも考えられます。さらに、眠ること自体への恐怖を感じるようになると症状は深刻です。

また、PTSD（心的外傷後ストレス障害）患者の多くはトラウマに関連した悪夢に悩まされるといわれています。長期にわたって悪夢に悩まされている場合は、医師に相談してみることで楽になるケースもあるでしょう。

寝言の大半は心配無用

まず知っておいてほしいのは、**寝言の大半が危険なものではない**ということ。まれに、睡眠障害の一種として現れることもありますが、ほとんどの場合は気にすることはありません。

睡眠中はレム睡眠とノンレム睡眠が繰り返されていますが、寝言はレム睡眠のときに多く見られます。レム睡眠のときは眠りが浅く、身体は寝ていても脳は活動しているため、寝言が出やすくなっているのです。

寝言で問題になるのは**睡眠時随伴症《すいみんじずいはんしょう》（パラソムニア）**の場合です。睡眠中に生じる寝ぼけ、夜尿《やにょう》、歯ぎしり、悪夢などの望ましくない現象を総称して睡眠時随伴症と呼んでいて、いわゆる夢遊病もこれにあてはまります。なかでも、睡眠中の大きな声での寝言や奇声は、レム睡眠行動障害と呼ばれ問題のある症状です。悪夢を伴っている場合がほとんどで、身体を大きく動かすこともありますが、10分ほどで治まるので、危険な行動がなければ見守りましょう。レム睡眠行動障害はレビー小体《しょうたい》型認知症やパーキンソン病に合併することもあるため、症状が継続している場合は、病院に行くことをおすすめします。

極端に頻度の多い寝言や危険な寝言を改善するのに有効なのは、ぐっすり眠れる環境を整えることです。ぐっすり眠れるように室温を調整したり、自分に適した寝具に替えたりしてみてください。第6章でご紹介するような食生活の見直しや運動不足の解消など、生活習慣の改善も有効といえます。

第5章

日中の眠気を上手にコントロールする方法

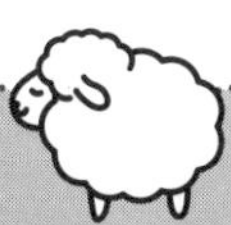

Routine 24

遅くまで仕事するより早く寝たほうが圧倒的にいい

仕事をしていると、帰り際に、「明日、朝イチで会議することになったから、○○の資料よろしく」などと無茶な要求をしてくる上司もいます。今の時代を思えば問題になりそうな言動ですが、部下としてはそれに応えて徹夜を覚悟することもあるかもしれません。

でも、さすがに徹夜はよくありません。少しでも（できれば3～4時間）睡眠をとるべきです。時間が足りないなら**普段どおりの時間に眠り始め、早く起きるのがいい**でしょう。つまり、資料をつくってから朝方に3～4時間眠るのではなく、いつもどおりの時間に就寝して3～4時間だけ眠り、早く起きて資料づくりをする、ということです。

人は眠ることによって疲れを取り除き、身体の修復再生を行っています。傷を負った細胞の修復には、脳の下《か》垂体《すいたい》から分泌される成長ホルモンが欠かせません。成長ホルモンは、眠りが深まり最高レベルの睡眠になると分泌が始まるのです。そのためのゴールデンタイムは「眠りはじめの4時間」になります。

脳を休ませ、身体の疲れを回復させるのに重要な深睡眠も、同じく眠り始めた3～4時間のなかでやってくることがわかっています。

つまり、**成長ホルモンが多く分泌されて、深いノンレム睡眠も出現するのが、眠りはじめの4時間**。理想的な睡眠時間にはほど遠いのですが、その時間だけでも睡眠を確保することで、心身の健康を維持する最低限の睡眠を確保することは可能です。

疲れた目を温めると副交感神経が優位に働く

目を使いすぎることから起こる眼精疲労は、正常な睡眠を妨げる要因のひとつです。これは、眼球そのものが疲労しているわけではありません。目を動かす筋肉が疲れることで血行が悪くなることから生じているのです。目がしょぼしょぼしたり充血したりして、次第に頭痛や肩こりなどの症状に発展します。

眼精疲労は、自律神経の働きにも影響を及ぼします。眼精疲労になると目のまわりの筋肉だけでなく、顔や首の筋肉も緊張している状態です。そうなると脳への血流が減ることになり、血流が減った脳はストレスを感じ、交感神経が優位になってしまうのです。

快適に眠りにつくためには、なんといっても就寝前に目を疲労させないことに尽《つ》きます。就寝前にスマホの小さな画面でゲームをすることは避けましょう。もちろん、パソコンの使用もよくありません。

ただ、仕事の都合上、家で仕事を片づけてから就寝することもあるかもしれません。そんなとき、目の疲れを取るのに手軽な方法があります。それは、**蒸しタオルで目を温めること**。

蒸しタオルのつくり方は簡単です。濡れたタオルをよく絞り、くるくると巻き、電子レンジを500Wにして1分温めるだけ。温めた蒸しタオルを目の上にのせて、10分ほどそのままにします。温度の目安は、ほんのり温かく「気持ちいいなあ」と感じる程度です。もし、「熱い」と感じるようなら、タオルを開いて少し冷ましてから使ってください。蒸しタオルの効果によって、目の周辺が温まり血行がよくなることを実感できるでしょう。緊張もほぐれてリラックスできるため、ぐっすり眠るのに大切な副交感神経が優位に働くようになります。

Routine 25

正しい昼寝で脳は劇的に回復する

日中の集中力や能率アップに驚くほど効果的なのが、15～20分程度の短い昼寝です。ちょっと意外に感じるかもしれませんが、**コーヒーを飲んでからの昼寝がおすすめ**です。

コーヒーのいい香りには、副交感神経を優位にして、気持ちをリラックスさせる効果があります。それはつまり、催眠作用が期待できるということ。寝不足ならばなおさら、スッと眠りに落ちることができるはずです。

一方で、コーヒーに含まれているカフェインには、交感神経を刺激して眠気をなくし、気分をスッキリさせる覚醒効果もあります。香りとは真逆の効果で、コーヒーの効能といえば、こちらを思い浮かべる人のほうが多いでしょう。

コーヒーの香りは嗅いだ瞬間からリラックス効果が出ますが、カフェインを摂取して覚醒効果が出るまでには、およそ20~30分を要します。

つまりそこには、しばしのタイムラグが存在するのです。この時間を昼寝にあてることで、**睡眠による休養効果とカフェインの覚醒効果のいいとこ取り**ができます。昼寝のあとはスッキリと頭が冴えて、仕事や勉強のパフォーマンス向上が実感できることでしょう。

昼寝の時刻は午後1時前後がベストです。遅くとも午後3時までには済ませるようにしてください。これよりも遅い時間の昼寝だと、夜ぐっすり眠れなくなり本末転倒になってしまうからです。

そして、**20分以上は眠らないように注意が必要**。これ以上寝てしまうと、眠りが深くなって目覚めが悪くなります。カフェインが効きはじめるタイミングに合わせて起きるのが、短時間でもスッキリ目覚められる秘訣《ひけつ》なのです。日頃から睡眠不足を感じている人は、ぜひ試してみてください。

眠気覚ましのコーヒーはアイスよりもホットで

日中の眠気覚ましに飲むコーヒーですが、ホットとアイスでは効果に差があります。**カフェインによる覚醒効果が早く出るのは、ホットコーヒーのほう**です。

カフェインの血中濃度が最大になるまでの時間は、ホットコーヒーのほうがアイスコーヒーよりも早いのです。この理由は、ホットコーヒーのほうがカフェインの含有量《がんゆう》が多いのがまずひとつ。そしてもうひとつは、冷たい飲み物だと小腸の粘膜《ねんまく》にある毛細血管の収縮や胃の運動の低下が起きるため吸収がされにくいことがあります。

ただ、眠気覚ましのコーヒーに頼りすぎるのは考えもの。アデノシンという睡眠物質の働きをカフェインがブロックすることで眠気を遠ざけるのですが、これは一時的にせき止めているだけです。脳は変わらず睡眠を欲している状態なので、脳のためには眠らなければなりません。

同様に、カフェインが含まれている飲料といえば、エナジードリンクがあります。多くの飲料メーカーから販売されているエナジードリンク。仕事の活力アップや疲労回復、残業のときなどに飲むという人も多いと思います。

ただ、カフェインが切れると、眠気が生じたり集中力が減少したりすることがあります。これは、「カフェインクラッシュ」と呼ばれる現象です。また、エナジードリンクの日常的な摂取がカフェイン中毒を引き起こし、死亡に至った例もあるほど……。たまに飲むのはいいとしても、加減《かげん》して飲むようにしてくださいね。

Routine 26

午後の眠気対策はランチメニューを見直せ

人間には、サーカディアンリズムと呼ばれる体内時計が備わっていますが、それとは別に**「睡眠圧力」という眠気の強弱のリズム**も同時に働いています。睡眠圧力の波が最初にもっとも強くなり眠くなる時間は起床時間から6～7時間後。つまり、朝6時に起床した場合であれば、12～13時ぐらいの時間帯となります。そこから今度は下がりはじめ、次に眠気が強くなるのは深夜の1～2時くらい。24時間のうち2回の眠気のピークがあり、そのひとつが昼過ぎにあたるわけです。

このことから、昼間に眠くなるのは当然の反応で、眠気がピークに達している時間帯は、脳のパフォーマンスが大きく低下します。寝不足だった場合は、もともと眠くなりやすい状態にあるわけですから、余計に眠くなってしまうでしょう。

もうひとつ、食事も眠くなる要因です。これは、食事をしたあとに上がる血糖値（食後血糖値）を下げるためにインスリンが分泌されるから。人間は、インスリンが分泌されると自然と眠くなるのですが、とくに満腹状態のあとはインスリンが大量に分泌されるので強い眠気に襲われます。そして、血糖値が上がったままだと生活習慣病につながる可能性が高まるため、睡眠とは別の意味でも注意が必要です。**昼食は炭水化物（糖質）を控えめにして、タンパク質や野菜などの食物繊維を意識して食べる**とそれほど強い眠気に襲われません。

それでも、どうしようもなく眠い……。そんな場合は病気を疑う必要があります。ナルコレプシーという病気は、時間や場所に関係なく、突然強烈な眠気に襲われてしまう過眠症の一種です。過眠症には脳内の神経細胞が覚醒に必要な物質をつくり出せなくなるケースや、なんらかの感染症や事故が影響するケース、遺伝的要因もあり、MRIなどの検査で発見することは困難とされています。きちんと眠っているのにどうしても昼間に寝落ちしてしまう、ぼんやりしてろれつが回らないなどの場合は、一度病院でみてもらうといいでしょう。

睡眠に悪いランチは「辛いもの」と「熱いもの」

朝食は、メラトニンの材料となる栄養素であるトリプトファンや、GABAを多く含む食材を摂取するのがおすすめです。大豆製品、牛乳、バナナ、ヨーグルトなどを積極的に取り入れるようにしましょう。

昼食は、朝食の4~5時間後にとるのがベストです。朝に食べたものが消化されており、身体に負担もかかりません。食事の間隔は、長すぎても短すぎてもよくないのです。

午後のエネルギッシュな活動のためにも、昼食では「身体の材料となる栄養素」であるタンパク質をしっかり摂取したいところ。**肉類などの高タンパク食材をとるのにもっとも適しているのは、実は昼食**です。

それとは逆に、**昼食には適さないのが、鍋などの熱い汁物や、香辛料を大量に使った辛いもの**。熱さや刺激でシャキッと頭が冴えそうなイメージですが、昼間に深部体温を過剰に上げたことの反動で、以降の体内時計のリズムが狂い、眠気に襲われたり夜眠れなくなってしまったりするおそれがあります。ぐっすり眠るためにも、食事の内容やタイミングを心がけてみてください。

Routine 27

朝早い日の正解は「いつもどおり寝て睡眠時間を削る」

出張などで翌朝いつもより早く起きる必要があるときは、早めに床につくという人も多いでしょう。しかし、普段より早い時間に寝るというのは睡眠の習慣ができている人ほどなかなか難しいものです。

では、朝早い日の前夜はどうすべきでしょうか？

結論からいえば、「**いつもどおりに寝て睡眠時間を削る**」のが正解です。睡眠時間こそ少し削られてしまいますが、睡眠の質は確保できているからです。ただし、確保できなかった睡眠時間は、翌日の睡眠時間を増やすなどして調整しましょう。これを放置すると睡眠負債が蓄積され、集中力を欠いてミスを連発するなど日中のパフォーマンスの低下につながってしまうおそれもあります。

どうしても早く眠りたいなら、いつものルーティンを前倒しします。ただ、**1日で楽に前倒しできるのは1時間**といわれています。1時間早くお風呂に入り、深部体温を引き上げるようにしましょう。

それに加えて、自分自身に就寝をうながす「入眠スイッチ」を入れる習慣をつけるのもいいでしょう。例えば、パジャマに着替える、落ち着きのある音楽を流すなどなんでも構いません。部屋の明かりを暗くして自分なりの入眠儀式を行い、「これから寝るぞ」というスイッチを入れてください。このとき、スマホはNGです。入眠スイッチを入れる習慣がつけば、時間をずらしてもスムーズに眠りやすくなります。

ちなみに、出張先の旅館やホテルではあまり眠れないという話をよく聞きます。理由はおもにふたつ考えられ、ひとつは環境の変化による神経のたかぶり、もうひとつは枕の形状の不適合です。とくに後者は、ご自身にピッタリ合っている枕を自宅で使用している方によく見られます。そんなときは、いつもの角度や高さにできるだけ近づけるように、タオルなどで調整してみてください。

テレワークの日でも夜は仕事しない

テレワークで在宅の日でも、普段どおり日中に仕事をしましょう。テレワークは、通勤時間を別のことに使えたり、子どもの世話などで仕事を中断できるなど、柔軟なスタイルで仕事ができます。その半面、日中は家庭の用事や周囲の環境に左右されることから、コアな仕事をするのは、夜が深まってからという人も多いようです。

それでは「準夜勤」をしているようなもの。出勤日とテレワークを複合的に設けているケースなどでは、生活リズムの乱れに直結するため注意が必要です。実際、このような生活様式の変化による睡眠障害は増加傾向にあります。

家族がいる場合はなかなか難しいかもしれませんが、きちんと話して、通勤時と変わらぬ時間帯に自宅でコアな仕事ができるよう協力をあおぎましょう。状況的に難しい場合は、コワーキングスペースなど外で集中できる場所を利用し、日中に集中して仕事ができる環境を獲得してください。

Routine 28

「朝型」か「夜型」か自分のクロノタイプを知っておく

睡眠タイプを「朝型」「夜型」と説明することがありますが、このことを「クロノタイプ」と呼びます。「朝活をはじめてみたら調子がいい」「家族が眠ってからの時間帯が一番集中できる」など、これまでの経験からなんとなく自分の傾向を理解している人も多いと思います。就寝しやすい時間帯や仕事がはかどる時間帯には個人差があるため、自身のクロノタイプを自覚することは、よい睡眠習慣を身につけるうえでも重要といえるでしょう。

このクロノタイプですが、基本的には遺伝で決まっているといわれています。

ですので、「昼間眠いのは遺伝子のせい」というのも可能性としては十分にあり得ます。しかしながら、遺伝的に夜型だからと日中の活動をあきらめる必要はありません。**クロノタイプは外的要因によっても変わるため、ある程度、矯正《きょうせい》していくことが可能**なのです。

例えば、「年をとると朝方になる」というのはよく知られた事象ですが、これも年齢という外的要因によってクロノタイプが変化した結果です。外的要因を活用する例として、朝型生活を送りたい場合は、**午前中に自然光を浴びる時間が長いほど朝型に近づく**ことがわかっていますので、トライしてみてください。具体的には遮光カーテンを外したり、毎朝30分程度、テラス席でお茶を飲む時間を設けたりといった小さな試みの積み重ねで矯正が可能です。また、夜間帯にできるだけ強い光を浴びないようにするのも効果的です。

逆に、夜更かしのしすぎで就寝時間が日に日に遅くなっていけば、クロノタイプはどんどん夜型になっていくともいえます。日中のパフォーマンスに支障が出ないためにも、日頃から極端に生活リズムが乱れることのないよう、意識して取り組むことが重要です。

心身のパフォーマンスを引き出す7時間睡眠

クロノタイプが人それぞれなように、**万人に共通するような「睡眠時間の最適解」は存在しません**。仕事や家庭環境、ストレスの有無、年齢、性格などによって、大きな個人差があるからです。そもそも睡眠時間は、加齢にともない変化していくもの。例えば、平日の平均睡眠時間を見ると、10代男性の場合7時間47分だったものが、30代で6時間59分、50代では6時間51分と変化しています（NHK「日本人の生活時間・2015」より）。また、加齢によって眠りが浅くなることも判明しています。

しかし、睡眠時間を気にする必要がないかといえば、そんなことはありません。日本やアメリカで行われた調査から、「睡眠時間は長すぎても短すぎても健

死亡率が低いのは睡眠時間が7時間

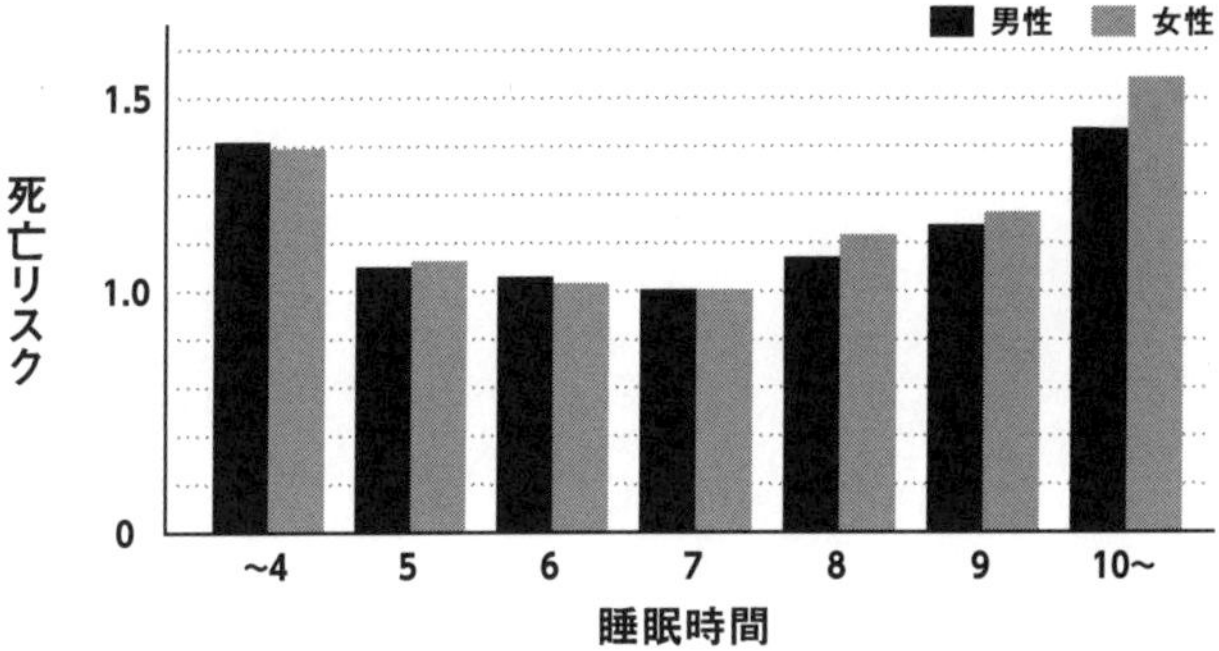

平日の睡眠時間ごとに約10年の間に死亡した人の割合を比較。睡眠時間が7時間(6.5-7.4時間)を基準として算出されている。

出所:JACCウェブサイト　玉腰暁子「睡眠時間と総死亡の関係」より

康を損なうリスクが高まる」との報告がなされているからです。

日本で行われたのは、平日の睡眠時間によって、10年後の死亡率がどのように変化するかを追跡するという調査でした。そこで死亡率がもっとも低かったのは、男女ともに「睡眠時間が7時間前後のグループ」。アメリカでの調査でも同様の結果が出ているだけに、**心身のパフォーマンスをもっとも引き出すには、7時間前後の睡眠がベター**といえそうです。

Pick up!

実践のための提案

睡眠ノート

ここでは、日中のパフォーマンスを高めるための「睡眠ノート」をご紹介します。

睡眠ノートの書き方

・1週間1ページという前提で、横書きで使用する
・記入項目（②と③はなるべく昼までに記入）
①日付
②当日夜の就寝時間（目標）
③翌日の起床時間（目標）

④実際の前夜の就寝時間（自分が認識できる範囲で）
⑤実際の起床時間
⑥睡眠時間

……睡眠ノートを使った振り返り

・1週間を終えたら、振り返りをする
・振り返り項目
①自己評価（ぐっすり眠れたか、日中はどうだったか？）
②目標が達成できていない場合、その理由は何か？
③次週に向けての意気込み、改善点

次のページに記入例を載せていますので、ぜひ参考にしてみてください。

睡眠ノート記入例

目標	結果
●月●日 月 23時 → 6時	1時 → 6時（5時間）
●月●日 火 23時 → 6時	2時 → 6時（4時間）
●月●日 水 23時 → 6時	0時 → 7時（7時間）
●月●日 木 23時 → 6時	1時 → 7時（6時間）
●月●日 金 23時 → 6時	23時 → 6時（7時間）
●月●日 土 23時 → 6時	0時 → 6時（6時間）
●月●日 日 23時 → 6時	1時 → 6時（5時間）

・目標就寝時間を達成できたのは1日のみ。

・×日は何軒も飲みに行ってしまい、寝る時間も遅くなった

・×日と×日は、疲れていたせいか、二度寝した。

・嫌な夢を見ることも多い。ストレスかな？

・6時間はしっかり寝たい。

・来週からは0時にはベッドに入るようにしよう。

第6章

ちょっとした行動で眠りやすくなる「入眠の習慣」

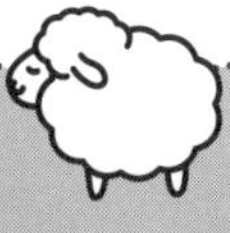

Routine 29

朝食を和食メニューにすると、自然と夜に眠気が訪れる

朝食時、積極的にとりたいのは、トリプトファンという栄養素を含む食材です。

トリプトファンは必須《ひっす》アミノ酸のひとつで、体内に入ると自律神経の働きを活性化させ、心のバランスを整えるセロトニンというホルモンに変わります。そして、日中に体内で分泌されたセロトニンは、夜になると今度は酵素《こうそ》の働きによって、自然な睡眠をうながすホルモンであるメラトニンに変化。これにより、朝から一定の時間が経過すると、自然と眠気が訪れるメカニズムが働きます。

トリプトファンを多く含む食品は、**納豆やみそなどの大豆製品や、チーズやヨーグルトといった乳製品、卵、ナッツ類**など。トリプトファンはインスリンによって脳へと運ばれるので、糖となってインスリンの分泌をうながす白米もあわせてとるのがいいでしょう。セロトニンの合成に不可欠なビタミンB6を多く含んでいるカツオ、マグロ、鮭《さけ》といった魚を一緒に食べれば文句なしの朝食です。

これらの食品からまず思い浮かぶのが、**焼き鮭、みそ汁、納豆、白米といった典型的な和の朝食メニュー**でしょう。これは、ぐっすり眠るうえでは理想的といえる内容です。洋の朝食がお好みならば、ベーコンエッグ、ヨーグルト、チーズトーストといったメニューがおすすめです。

また、規則正しい朝食には、体内時計を調整する効果もあります。朝は太陽光をしっかり浴びて起床し、それから必ず1時間以内に朝食を済ませましょう。

毎日のヨーグルトが睡眠ホルモンをつくってくれる

腸内環境を整えてくれるだけでなく、トリプトファンも豊富に含んでいるヨーグルトを毎日食べる習慣は、ぐっすり眠ることにつながります。

脳がつかさどる睡眠と腸内環境になんの関係があるのか？　と思われるかもしれません。でも、このふたつは意外なほど深くかかわっています。

例えば、睡眠ホルモンであるメラトニンは脳の松果体で分泌されますが、その材料となるセロトニンというホルモンのほとんどは、腸内でつくられています。この事実からも無関係ではないと感じていただけるはずです。

腸という器官は、「第二の脳」とも呼ばれる独自の神経ネットワークを有しています。通常の器官は、脳からの指令なしには活動できませんが、腸については話が別。脳からの指令なしに活動できるどころか、**腸の状態が脳の機能に影響を及ぼす**という「逆ルート」すら存在します。

つまり、「脳→腸」という一方通行ではなく、両者は密接に関係しているということ。これが、最近注目を集めている、「**脳腸相関**《のうちょうそうかん》」と呼ばれるものです。

腸内にある菌には、身体にいい働きをする「善玉菌」と、逆に悪い働きをする「悪玉菌」、どちらにも属さず優勢なほうに加担する「日和見《ひよりみ》菌」の３種類が存在します。腸内環境をよくするには、当然ながら善玉菌を増やしたほうがいいですね。それにうってつけなのが、乳酸菌やビフィズス菌といった善玉菌を多く含むヨーグルトなのです。

量の目安としては、１日に２００グラムとれれば十分です。腸内でメラトニンを効率よくつくり出すには、朝と夜に１００グラムずつ食べるのが理想的です。

プレーンヨーグルトの酸っぱさが苦手ならば、ビフィズス菌が好んでエサとするオリゴ糖を少し加えたり、バナナやキウイ、メロンといった甘みのある果物とあわせて食べたりするのがおすすめです。これらは、トリプトファンだけでなくビタミンＢ６も豊富に含んでおり、ヨーグルトと相性がいい果物の代表格です。

Routine 30

眠っているあいだの回復力を高める3つのアミノ酸

睡眠中は身体の修復再生が行われています。この材料として不可欠なのがタンパク質です。このタンパク質を構成するアミノ酸のなかでも、睡眠の質を高めるために欠かせないのが次の3つのアミノ酸です。

ひとつめは、**トリプトファン**で、セロトニンやメラトニンの原料になる重要なアミノ酸です。トリプトファンは人の体内ではつくれない必須アミノ酸なので、食事から摂取する必要があります。トリプトファンを多く含む食材は、鶏《とり》むね肉、牛肉、牛乳、チーズ、卵、バナナ、大豆製品、ナッツなどです。

ふたつめの重要なアミノ酸は**GABA（ギャバ）**です。心身をリラックスさせてくれる作用があり、不眠を改善する効果があります。GABAが多く含まれているのは、玄米、雑穀類、トマト、ブロッコリースプラウト、カカオなどの食材です。

そして3つめは**グリシン**です。身体の深部体温を下げる働きがあり、眠りのスイッチをオンにしてくれます。グリシンはエビ、カニ、イカなどに多く含まれています。

ちなみに、睡眠と免疫には密接な関係があるわけですが、**免疫力を上げるための栄養素として重要なのがビタミンD**です。日光を直接浴びることで、人の体内で合成することができます。しかし、あまり日光を浴びないオフィスワークが多い人には不足しがちな栄養素です。ビタミンDは、鮭、サバ、マグロ、イワシなどの魚類やキノコ類にも含まれているので、積極的に摂取して不足分を補いましょう。

さらに、**睡眠のリズムを整える栄養素として、ビタミンB12**があります。ビタミンB12が多く含まれているのは、カキ、シジミ、アサリ、焼きのり、レバー（牛、豚、鶏）などです。

特定の成分を補うサプリメントを活用するのも手

今、睡眠をサポートしてくれるサプリメントもたくさん出ています。

イライラしやすく落ち着きがない人には、GABAやテアニンが配合されたものがおすすめです。GABAには不眠を改善する効果もあります。テアニンは緑茶に含まれる成分で、覚醒状態を保つための物質をブロックしてくれます。アルファ波の発現を活発化することが報告されており、リラックス効果も期待できます。

身体が熱くなって眠れない人には、グリシン配合のサプリがいいでしょう。血管拡張作用があり、深部体温を下げてくれます。ちなみに、コラーゲンの3分の1はグリシンで構成されています。

おもな睡眠薬

ベンゾジアゼピン系	作用時間の違いから超短時間型、短時間型、中時間型、長時間型に分類される。副作用も多い。	**商品名** ハルシオン、レンドルミン、サイレースなど
非ベンゾジアゼピン系	ベンゾジアゼピン系睡眠薬に比べて、依存性や副作用が軽減されたもの。超短時間型のみ。	**商品名** アモバン、マイスリー、ルネスタなど
ホルモン作動系	睡眠ホルモン（メラトニン）受容体作用薬や覚醒ホルモン（オレキシン）受容体拮抗薬。	**商品名** ロゼレム、ベルソムラ、デエビゴなど

睡眠のリズムを整えたい人には、ビタミンB12やラフマ葉《は》エキス配合のサプリがいいとされています。

睡眠をサポートするものとして、睡眠薬という選択肢もあります。最近は薬の改良がだいぶ進み、副作用が軽く依存性の少ないものも増えてきました。しかし、できれば頼ってほしくないというのが本音です。不眠に悩んでいる人は、安易に薬に手を伸ばさずに、まずは食事や生活リズムの改善に目を向けてみるようにしてください。

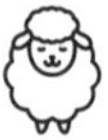

Routine 31

入浴のタイミングは寝たい時刻から逆算する

これまでもお伝えしてきたように、睡眠ホルモンであるメラトニンの働きなどによって、朝から昼間にかけて深部体温は上昇し、エネルギッシュに活動している日中は高い状態を維持します。そして、夕方以降になると少しずつ下がっていって、就寝時にもっとも低くなるという、決まったリズムで変動しています。

眠気も深部体温が低下するにつれて訪れるわけですが、この変動にはある特徴があります。それは、「深部体温が下がる直前にいったん上げると、そのぶん深く下がっていく」というもの。急なカーブを描いて深部体温が下がっていくため、通常よりも強い眠気が訪れて深く眠れるのです。

これは見方を変えると、「**就寝時刻に合わせて深部体温を意図的に下げるように調整すれば眠りやすくなる**」ということです。それを実践する方法を紹介しましょう。

もっとも効果的なのは、**「この時間には寝たい」と思っているときから逆算して、1時間半から2時間前に入浴すること**です。この場合の入浴は、身体を洗ってきれいにすることではなく、湯船に浸《つ》かって身体を温めることを意味します。入浴によって深部体温をピークに引き上げて、お風呂からあがったあと熱が下がっていく過程で眠気を誘うようにコントロールしていくのです。そのジャストのタイミングが1時間半から2時間後。その時間に寝る態勢を整えてふとんに入れば、心地良い眠気が訪れることでしょう。

ちなみに、熱々のお湯に短時間浸かるよりも、**ぬるめのお湯にゆっくり浸かるのがおすすめ**です。どんなに忙しくても、最低10分は入浴時間をとるようにしてください。入浴時間がどうしても確保できない人は、発泡性《はっぽう》の入浴剤を入れることにより、効率よく深部体温の上昇をうながすことができます。

夏場などは、汗だくで帰宅し、夕食の前にお風呂を済ませてしまうケースもあると思います。そんなときは深部体温を上げるため二度目の入浴に臨《のぞ》む手もありでしょう。例えば18時に帰宅し、すぐにお風呂に入って夕飯を食べたとしても、0時に寝ようと思っていたら22時過ぎに再び入浴するのです。

どうしても時間がとれない人、心身とも疲れて湯船に浸かるのが億劫《おっくう》な人、そもそも湯船に浸かるのが苦手な人、ケガや健康面の理由により入浴できない人、住んでいる家の設備的に入浴するのが難しい人は、もちろんシャワーで代用してもかまいません。

シャワーヘッドを固定し、**首の後ろに少し熱めのお湯を10分程度あて続ける**

と、深部体温の上昇をうながせる可能性があります。首の後ろには太い動脈など多くの血管が集まっているため、お湯をあてることによって血行が良くなるのです。その際、首の横にあるくぼみを親指で上下にやさしくマッサージしてあげると、首の筋肉をほぐして身体をリラックスさせてくれるので、より効果的です。

最近では、**サウナを利用すると、短時間で深睡眠を得られることに加え、日中の眠気も防止してくれる**という研究結果も発表されています。医学的なメカニズムはまだ判然《はんぜん》としていないものの、サウナに入ることによって約75%の人に睡眠の改善効果が見られたそうです。

Routine 32

靴下をはいて寝ると眠りが浅くなる

冷え症に悩んでいる人はたくさんいます。とくに女性は男性よりも筋肉量が少なく、それにともない体内でつくられる熱量も少なくなるため、体温が低くなりがちです。「ふとんに入っても手足の先が冷えてしまって、なかなか寝つくことができない」というお悩みは、わたしの耳にもよく届きます。

人が眠りにつくとき、手足から熱が発散されて深部体温が下がり、それによって眠気が増長されますが、冷え症の人は血行が悪いために効率良く熱が発散されません。加えて、深部体温の上下動の幅も小さく、そもそも眠気が訪れにくい傾向にあります。

そこでよく聞くのが、靴下をはいて寝るという対処法。ほかには、電気毛布をつけっぱなしにしたり、湯たんぽを足に挟んだりといった直接的に手足を温める工夫も多く見受けられます。

では、これらの方法はぐっすり眠るためにいい方法なのでしょうか？

残念ながら答えは「ノー」です。冷えた手足を温めることによって、確かに寝つきは良くなるのですが、その代わりに**体内の熱がうまく放出されなくなるため、深睡眠に達しづらくなってしまう**のです。いかにスムーズに寝入ることができても、眠り自体が浅くなってしまったら意味がありません。

ふとんに入る前に靴下は脱ぐ。電気毛布や湯たんぽは、うとうとしてきたらスイッチを切る、あるいはふとんの外に出すことです。

このように**外部から手足を温めようとするのではなく、身体の内部を温め、血行を良くすることのほうが重要です**。そのため、ぬるめのお風呂にゆっくり浸ったり、ショウガやトウガラシなどが使われた身体がポカポカする料理を食べたり、血の巡りが良くなるサプリメントを飲んだりということを実践したほうが、はるかに効果的といえるのです。

Tシャツやジャージで寝るのはNG

気軽に着用できる部屋着としてTシャツやジャージを使っている人も多いはずです。しかし、寝るときの服装として理想的ではありません。**理想的な就寝時の服装は、「眠るための衣服」としてつくられたパジャマ**。ただし、次のポイントを満たしていることがベストです。

【吸湿性《きゅうしつ》】

人は就寝中に発汗することで体温を調整しているため、寝ているあいだは、かなり汗をかきやすい状態にあります。眠っているときに汗でベトベトすると、快適な睡眠には結びつきません。そのため、着衣の吸湿性は大きなポイントになります。夏場でも長袖長ズボンのパジャマを着たほうが、汗を十分に吸ってくれるのでおすすめです。

【伸縮性】

人は、就寝中に何度も寝返りを打ちます。寝返りのしやすさと睡眠の質には深い関係があるので、着衣の伸縮性も重要になります。ジャージやスウェットなど身体にフィットしたものや厚手のものは、伸縮性が少なく寝返りが打ちにくいので適しません。吸湿性もあわせて考えると、素材は綿《めん》をメインにポリウレタンなどを加えたパジャマが理想的です。また、ワンサイズ大きめのものを選べば寝返りがしやすくなるでしょう。

【保温性】

寒すぎては眠れないので、冬場はとくに、体温を逃がさないことも気をつけたいところです。素材で選ぶなら、保温効果の高いシルク素材のパジャマがいいでしょう。

Routine 33

寝室内の「冷えすぎ」には要注意

身体の表面ではない、内臓など内部の体温である深部体温。深部体温が高ければ活発になり、低くなれば眠くなるというのは人間の基本的なメカニズムです。

この変動に深く関係しているのが、睡眠ホルモンであるメラトニン。夜になると多く分泌されて深部体温を下げ、それにつれて眠気が訪れます。朝になって太陽光を浴びると、脳からの指令で分泌がストップ。自然と目が覚めて深部体温が上昇し始め、日中は高めのまま推移するというのが、深部体温の決まったリズムです。

この**深部体温が、危険なほど低くなった状態を「低体温症」といいます**。実は、屋内での死者も多数でています。極端に寒い部屋などにいると、知らず知らずのうちに深部体温が下がり、突然死のリスクすらあるのです。これはいわゆる「凍死」。室温管理にはくれぐれも注意してください。

かつて夏場は、寝ているあいだ途中で切れるようにエアコンのタイマーを設定したり、最初からエアコンを使わずに扇風機を回したりするのが常識でした。しかし、熱帯夜が多い夏の日本では、エアコンをつけずにいることは危険です。どんなにエアコンが嫌いでも、睡眠環境と自分の命を第一に、**熱中症にならず快適に眠ることを優先してください**。真夏にエアコンを切るのは、それこそ自殺行為に近いと覚えていてくださいね。

なお、エアコンの設定温度は日中より1度上げることをおすすめします。理由は、睡眠時は深部体温が日中よりも1度ほど下がるからです。また、女性のほうが温度変化に敏感ですので、寒いと感じたらさらに1度ほど上げるようにしましょう。

ただし、**冬場は18度前後にして、つけっぱなしでよい**でしょう。

それでもやはり昨今の電気代高騰により、エアコンをつけっぱなしにすることが気になる方も多いと思います。その場合は、エアコンで部屋全体の温度をコントロールするのではなく、**ふとんの中を快適な温度にするようにしましょう**。

「寝床内環境」を整えることで、睡眠の質も上がります。ふとんをかけて眠る場合、1年を通して、そのなかの温度は32〜33度、湿度は45〜55%であることが理想的だといわれています。

例えば冬場は、ふとん乾燥機で温風を送り込んだり、電気毛布や湯たんぽでふとんの中を温めたりするのがいいでしょう。とくにお湯を入れるだけでいい湯たんぽは、省エネ面でも睡眠面でも優秀です。寝るタイミングのおよそ2時間前、ちょうどお風呂に入るタイミングでふとんの中にセットすれば、眠りにつくときにはふとんの中がじんわり温まっていて、幸せな気分で眠りにつくことができます。ただし、これらのふとんを温めるグッズは、必ず寝る直前には電源を切るか、取り出すようにしておきましょう。その後、ふとんの中の温度は下がりますが、身体からは熱が放出されるので、自然に温かさをキープすることができます。このように、省エネしながらでも十分、ぐっすり眠る環境を整えることはできます。ぜひ、毎日の習慣にしてみてください。

Routine 34

あおむけの「大の字」姿勢で身体の熱をうまく放出する

深部体温を下げると眠気が生じることや、意図的に深部体温を調整する工夫が睡眠の質の向上につながることは、すでにお伝えしたとおりです。よって、入眠時もそれを意識した姿勢をとることが大切です。

具体的には、**「あおむけの大の字」がベスト**。身体が圧迫されないため血行が良くなり、手足の先から熱がスムーズに放出され、深部体温を下げてくれます。手足を上下左右に広げて広い面で身体を支えているので、身体に熱がこもりにくいのです。一方、手足をくっつけた姿勢で寝ると、脇や股に汗をかきやすくなります。その結果、熱がこもって、深部体温が下がりにくくなってしまいます。

眠っているときは姿勢にまで意識が及びませんが、眠る態勢に入った瞬間は、できるだけ大の字の姿勢を心がけてください。ちなみに、血行を良くする方法として、足元にクッションを敷いて、少し足を上げるのもいいでしょう。

大の字に限ったことではありませんが、あおむけ寝は、胃酸の逆流といった消化管のトラブルも起きにくくなります。

ただし、いびきをかきやすい人、睡眠時無呼吸症候群の人やその兆候《ちょうこう》が見られる人は例外です。あおむけだと気道が狭くなりやすいので、横向きに寝るほうが向いています。なにより、呼吸が楽になる姿勢をとることを意識しましょう。

いびきに悩むなら寝る向きを変えてみる

いびきは、空気がのどや鼻などの気道が狭くなっているところを強引に通ったときに音が発生するという物理的な現象です。生まれつきあごの骨が小さい人、舌やのどちんこ（口蓋垂《こうがいすい》）の大きい人、扁桃腺の腫れやすい人は、総じて気道が狭くなりがちなためいびきをかきやすく、そこに肥満が加わると、よりいっそう拍車がかかります。太ると身体のいたるところに脂肪がつくわけですが、首（気道）まわりにも脂肪がつくのですね。

いびきを治すためには、気道を広げること、あるいは狭くならないように対策することが必要です。それにより、完全に治らずともいびきの症状は必ず改善されます。しかし、体型や体質をすぐに変えることはできません。

そこで手っ取り早いのは、**入眠時に横向きに寝る方法**です。寝ているときは全身の筋肉が弛緩するのですが、あおむけの姿勢だと弛緩した舌がのどの奥に落ちる舌根沈下《ぜっこんちんか》という現象をまねいて、気道の狭小化《きょうしょうか》を促進します。横向きに寝れば舌根沈下が起こりにくくなり、いびきの回数も音量も圧倒的に下がっていく傾向にあるのです。

わたしはこれまで、横向きに寝ることによっていびきが劇的に改善した人を何人も見てきました。横向き姿勢の睡眠は、いびきの特効薬になり得るのです。**入眠後は姿勢をキープするのが難しいので、抱き枕を活用するのがおすすめ**。寝ているときでも無意識のうちに横向きの姿勢をとりやすくなります。

それ以外には、**口や鼻に貼る医療用のテープも効果的です**。いびきは口呼吸が主体になると起こりやすいのですが、これらのテープを使って鼻呼吸せざるを得ない状況を意図的につくることができます。

なお、いびきに無呼吸が合併していると、睡眠時無呼吸症候群の可能性がありますす。その場合、前述した方法はあくまでも本格的な治療が開始するまでの方法として考えておいてください。

Routine 35

寝る前に「ちょっと一服」は1時間も脳を覚醒させる

タバコは身体にいいものではありません。ですが、愛煙家やヘビースモーカーは「わかっちゃいるけど、やめられない。やめたらかえってストレスが溜まる」と口を揃《そろ》えていいます。百害あって一利なしなのですが、もちろん、タバコは睡眠にも悪影響を及ぼします。

諸悪《しょあく》の根源は、タバコに含まれるニコチンです。**ニコチンには覚醒作用がありますので、吸えば、目が冴えてきます**。しかもその効果は約1時間持続。これから眠ろうと思っている人が吸うのはおすすめできません。事実、喫煙者の入眠障害リスクは非喫煙者の2倍で、さらには日中に感じる眠気についても同様に2倍という調査報告があるほど。なかには、睡眠中に身体が無意識のうちにタバコを欲して目覚めてしまう人もいるというのですから困ったものです。

タバコを吸う→眠りにくい体質になる→睡眠不足→翌日の日中は眠気に襲われる→眠気を飛ばすためにタバコを吸う→眠れない体になっていく→夜中に起きて吸う→健康を害すだけでなく仕事や生活のパフォーマンスも落ちていく……。そんな負のスパイラルに陥ることを覚悟してください。

また、眠りにつけたとしても、いびきのトラブルも無視できない問題として浮かび上がってきます。1994年にアメリカの研究チームが、「非喫煙者に比べ、喫煙者のほうがいびきをかく割合が2・29倍多く、タバコを吸う本数の多い人ほどいびきをかきやすくなる」という調査結果を発表しました。その理由として、タバコの吸いすぎが慢性気道炎症を起こしやすいことや、睡眠中に体内のニコチン濃度が高まって鼻詰まりを起こしやすい（口呼吸になりやすい）ことが挙げられます。

さらに恐ろしいことに、**喫煙者の周囲にいる家族なども、いびきをかく確率が高まる傾向にある**ことが、この研究によってあきらかになりました。受動喫煙によっていびきをかきやすい体質になってしまうのです。

……夕食に消化の悪いものを食べると身体が休まらない

夜の習慣として、夕食はやはり、ぐっすり眠るためにいいものにしたいところ。トリプトファンやGABAを豊富に含むのと同時に、「交感神経をできるだけ刺激しないメニュー」であるのが望ましいです。副交感神経が優位なリラックス状態を乱さず保つのが、いい睡眠を呼び込む秘訣です。

そういった観点から避けたいのが、「消化の悪いもの全般」です。油っこい料理や硬いものを食べると、交感神経が刺激されてしまいます。そして、消化を終えて胃腸が休めるようになるまでにも時間を要します。夕食ではハム、ソーセージ、ステーキといった肉類をつい食べたくなりますが、睡眠にとっては大きなマイナスです。

逆に、**昼食ではNGだったお鍋は、夕食にはかなり適しています**。あたたかくて火が通っているので消化もよく、深部体温がすぐに上がることで、就寝時には眠気がスムーズに訪れます。

そして、夕食とは切っても切れない関係にあるお酒について。仕事終わりの晩《ばん》酌《しゃく》が欠かせないという人も少なくないのではないでしょうか。寝酒はNGですが、夕食の時間帯であるならば、お酒をたのしんでも問題はないでしょう。

目の疲れを癒《いや》してくれる食材を使ったメニューもおすすめです。ナスや黒ごまを使った料理で、眼精疲労に効果的なアントシアニンを摂取。ビタミンAが豊富なニンジンや卵、ビタミンB群が多いアサリやシジミを使ったメニューも食べれば、睡眠とのダブル効果で翌朝スッキリ快適になることでしょう。

Routine 36

40歳を過ぎたら睡眠習慣をガラッと変えなさい

睡眠ホルモンであるメラトニンは、加齢に伴い分泌量が減少します。それはつまり、「眠りにくくなる」「深く眠れなくなる」ということです。メラトニン分泌量のピークは、思春期に入る前の9~10歳くらい。これが20歳前後になるとピークの約半分、30歳前後では4分の1ほど、40代に入ると6分の1以下にまで減少してしまいます。さらにいえば、体内時計も加齢にともなってずれやすくなっていきます。**40歳を超えてからは、メラトニンの減少を補うこと、体内時計を調整しやすい生活リズムを心がけること**のふたつが、質の高い睡眠やスッキリした寝

メラトニンの分泌と年齢の関係

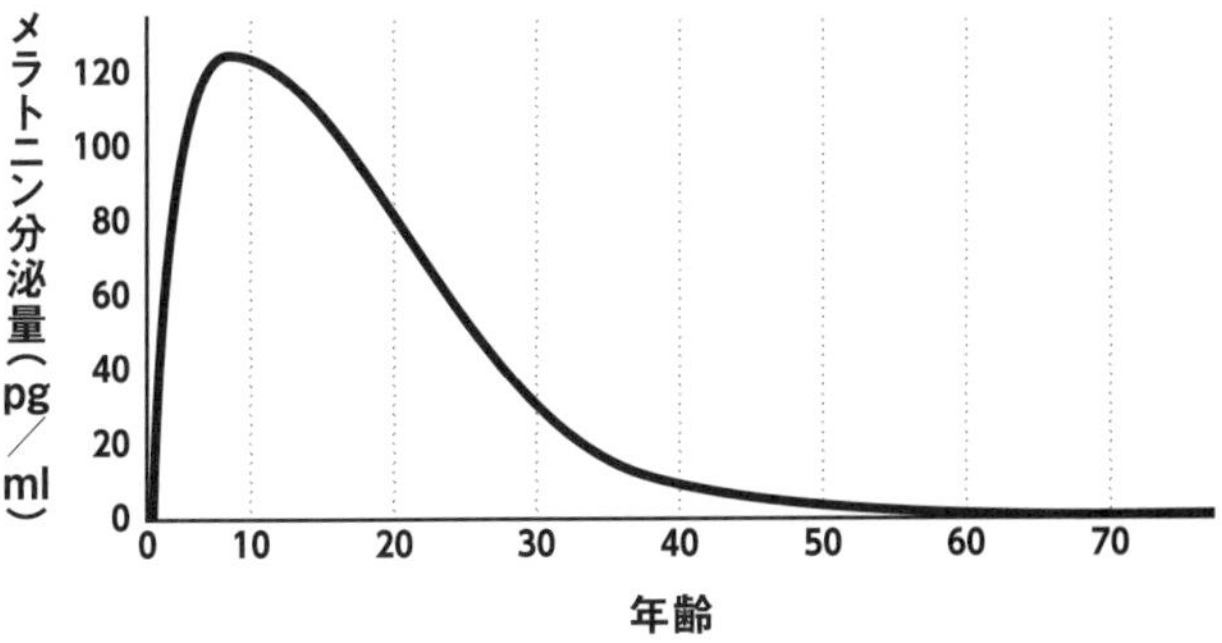

メラトニンの分泌量は、子どものときピークに達する。20歳前後で、ピーク時の半分ほどになる。高齢者は微量しか生成しない。

起きに欠かせません。

そして、睡眠時無呼吸症候群になると、AGA（男性型脱毛症）のリスクが高まります。鍵を握っているのは、血行。睡眠時無呼吸症候群になると体内に酸素が取り込まれにくくなり、血の巡りが悪くなります。すると、体内の細胞や組織の活性化が鈍るのと同時に、毛髪に十分な栄養素が届かなくなります。さらに、血行不良は男性ホルモンのバランスの乱れをもたらします。結果、髪の毛がどんどん弱っていき、最終的には抜けてしまうということになるのです。

また、睡眠時無呼吸症候群の患者がＥＤ（勃起不全）になる確率が高いことは、医学的な研究によってあきらかになっています。こちらも原因は血行不良にあります。無呼吸からくる酸素不足が低酸素血症を引き起こし、ＥＤの進行をうながしてしまうのです。しかも、一部のＥＤ治療薬を服用すると睡眠時無呼吸症候群の症状を悪化させるおそれがある点がやっかいなところです。

睡眠の質を高める生活パターン

ここまで、なぜ「ぐっすり眠ること」が重要なのか、そのためにどのような行動を習慣づけるのがいいのかをお伝えしてきました。

最後に、わたしが考える「睡眠の質を高める生活パターン」をご紹介させていただきます。明日からいきなりすべての生活習慣を変えるのは難しいかもしれませんが、ぜひ、できることから少しずつ取り入れてみてください。

生活パターンの提案

7時 起床
太陽の光を浴びる
休日も平日と同じ時間に起きる

8時 朝食
【起床1時間以内の朝食】
水・豆乳・みそ汁だけでも食べる

10時 出社

日中に交感神経をしっかり働かせる!

12時 昼食
【決まった時間に昼食】
会議があるときは、
前後におにぎりやサンドイッチなどの軽食をとる

15時
眠気があったら30分仮眠

17時
ブルーライトカット使用
PC・スマホの画面は暗めに設定する

18時 散歩
通勤を兼ねて20分程度の歩行
時間がとれない方は、朝や、夕食後も可

19時 食事
サラダ、スープなどを取り入れバランスよく食べる
【コンビニや明るい所への長居はNG】【帰宅したら部屋は暗めに】

21時
入浴、湯たんぽをふとんに入れる
自律神経のコントロール
→・瞑想 ・腹式呼吸
・メールチェックなどはなるべく控える

緊張状態から、リラックス状態への切り替えを行う

23時~24時 就寝
決まった時間に寝る
夜更かし厳禁
寝不足を感じていたら早めに就寝する

One point !
完璧にできなくても負担に感じず、できる範囲で。
漫然とプライベートでパソコンやスマホを使用することはなるべく避ける。

おわりに

現在は睡眠専門医として、患者さんやビジネスパーソン、アスリートの睡眠の課題に向き合っているわたしですが、実は、昔は休むのがとても苦手でした。いつも頭の中にいろいろなアイデアが浮かんで頑張りすぎてしまう。すでにスケジュールが埋まっているにもかかわらず、新しい仕事が来ると受けてしまう。メールにはすぐ反応しないと気が済まない。休みの日も落ち着かない。睡眠専門医なのに自分が休めていない。そんな人間だったのです。

これでは目の前の仕事に思い切り集中できない。そう危機感を持った末にたどり着いたのが、この本でご紹介した習慣術でした。我々は、一度の人生を旅する旅行者のようなものです。終着点に着いた時、満足な旅だったと感じるためには、いい睡眠をとって充実した気持ちで毎日過ごすべきだと気づきました。

最近は、「スマホ脳」や「脳疲労」という言葉が一般的になっています。人間はなかなか、便利なスマホと距離を置いたり、気にしすぎる性格を変えたりすることはできません。でも、自分の中で習慣化してしまえば、無理なく行動を変えることができます。この本の最後には毎日見直せるようぐっすり眠るための言葉も載せていますので、ぜひ自分に合うものを取り入れてみてください。


世界にはきれいなものやワクワクすることがたくさんあるのに、疲れていてはもったいない。みんなが毎日ぐっすり眠って、イキイキと自分の力を発揮できる世の中になれば、こんな素晴らしいことはないと思います。

誰もが当てはまる睡眠だからこそ、すべての人が変わることができる。

この本が、ストレス社会を「生き抜く」ための一助になりましたら幸いです。

白濱龍太郎

毎日眠りにつく前に見直したい、ぐっすり眠るための10の言葉

1

眠りの妨げになっているものを
一つひとつ取り外して
着陸態勢を整えていきましょう。

2

ほとんどの情報は、今見なくても大丈夫です。
明日の自分を信じて、
心の迷いを手放しましょう。

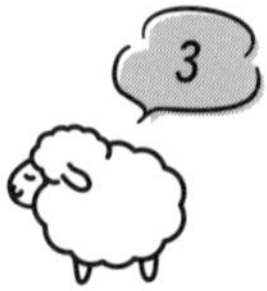

あなたの身体には、生まれながらに
眠りと覚醒をもたらす
体内時計のリズムが備わっています。

眠りに誘うのはラベンダーやコーヒーの香り。
心安らぐ香りを想像するだけでも、
効果がありますよ。

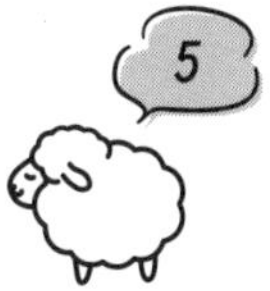

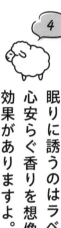

深呼吸しながら足首をストレッチ。
血行がよくなり
深部体温が下がっていきます。

ふとんに入る前に靴下は脱ぎましょう。
寒い日は、入浴や食事で身体の中から
温めておくのがいいですよ。

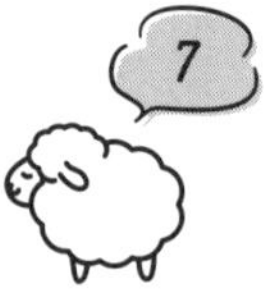

ぐっすり眠ることで免疫力がアップし
ウイルスに負けない身体になります。

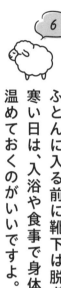

つい考えごとをしてしまう夜は
不安や悩みを一つひとつ書き出してみましょう。

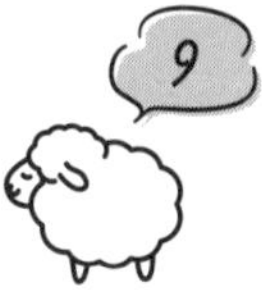

目もとを温めるとリラックスでき
自然と眠りに入る準備が整っていきます。

寝るのが遅くなってしまっても
今週どこかで1時間から2時間
長く眠れれば大丈夫です。

おやすみなさい。

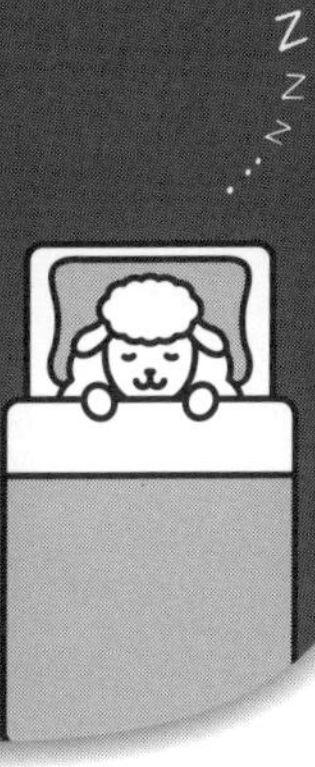

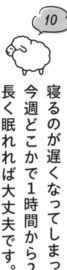

白濱龍太郎

（しらはま・りゅうたろう）

筑波大学卒業、東京医科歯科大学大学院統合呼吸器学修了（医学博士）。公立総合病院睡眠センター長などを経て、2013年に「RESM新横浜　睡眠・呼吸メディカルケアクリニック」を設立。これまで約2万人の睡眠に悩む人を救ってきた。自身がもともとオンオフを切り替えるのが苦手だったという過去から、いかに睡眠が日中の活動に影響するかを実感し、「睡眠投資」という考えを発信。医療以外の場でも、日本マイクロソフト、PHILIPS ジャパンなど世界的企業での講演や、東京オリンピックでは選手村で選手のサポートを行うなど、ビジネスやスポーツ界からの信頼も厚い。慶應義塾大学特任准教授、国立大学法人福井大学客員准教授、武蔵野学院大学客員教授、日本オリンピック委員会（JOC）強化スタッフ、ハーバード大学公衆衛生大学院客員研究員などを兼歴任。『誰でも簡単にぐっすり眠れるようになる方法』『いびきを自分で治す方法』（アスコム）など著作多数。「世界一受けたい授業」（日本テレビ）、「めざましテレビ」（フジテレビ）、「林修の今でしょ！講座」（テレビ朝日）など、メディアにも数多く出演している。

ぐっすり眠る習慣

発行日　2023年2月14日　第1刷
発行日　2023年6月 1 日　第2刷

著者　白濱龍太郎

本書プロジェクトチーム
編集統括　柿内尚文
編集担当　大西志帆
デザイン　鈴木大輔・江﨑輝海（ソウルデザイン）
編集協力　篠原舞、小林謙一
DTP　山本秀一・山本深雪（G-clef）
校正　東京出版サービスセンター

営業統括　丸山敏生
営業推進　増尾友裕、綱脇愛、桐山敦子、相澤いづみ、寺内未来子
販売促進　池田孝一郎、石井耕平、熊切絵理、菊山清佳、山口瑞穂、吉村寿美子、矢橋寛子、遠藤真知子、森田真紀、氏家和佳子
プロモーション　山田美恵、山口朋枝
講演・マネジメント事業　斎藤和佳、志水公美

編集　小林英史、栗田亘、村上芳子、大住兼正、菊地貴広、山田吉之、福田麻衣
メディア開発　池田剛、中山景、中村悟志、長野太介、入江翔子
管理部　早坂裕子、生越こずえ、本間美咲、金井昭彦
マネジメント　坂下毅
発行人　高橋克佳

発行所　株式会社アスコム

〒105-0003
東京都港区西新橋2-23-1　3東洋海事ビル
編集局　TEL：03-5425-6627
営業局　TEL：03-5425-6626　FAX：03-5425-6770

印刷・製本　株式会社光邦

Printed in Japan ISBN 978-4-7762-1259-1

本書は、2020年12月に弊社より刊行された『ぐっすり眠れる×最高の目覚め×最強のパフォーマンスが1冊で手に入る　熟睡法ベスト101』を改題し、加筆・修正したものです。

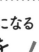